Vorwort

Die Heilkräuter waren dem modernen Menschen lange Zeit suspekt. Schon das Wort erinnert ihn an das berüchtigte Kräuterweiblein oder den viel belächelten Wurzelsepp. Vielleicht denkt er dabei auch an die Kräuterbücher, die ein einziges Heilkraut gegen die unterschiedlichsten Leiden empfehlen. Solche Bücher werden auch heute noch verfaßt, sie bringen es sogar zum Bestseller. Da wird dann behauptet, daß z. B. die Brennessel gegen 27 verschiedene Krankheiten eingesetzt werden kann – von Nierensteinen über Kopfweh bis zum Lungenleiden, ja sogar gegen Magenkrebswucherungen! Ähnlich wird auch mit anderen Kräutern verfahren nach dem Motto *»Gegen jede Krankheit ist ein Kraut gewachsen«*. Der mit Vernunft begabte Laie wendet sich amüsiert ab, um fürderhin auf solche Angebote zu verzichten.

Dieses Buch möchte helfen, die Vorurteile gegen unsere Heilkräuter abzubauen und ihre wahren Möglichkeiten herausstellen. Der an Heilkräutern interessierte Leser soll in den Stand gesetzt werden, den Wert dieser Kräuter richtig einzuschätzen, sie in der Natur zu erkennen, zu sammeln, sachgerecht zuzubereiten und bei genau definierten Krankheitsbefunden gezielt anzuwenden.

Aus der Fülle der vor unserer Haustür wachsenden Heilkräuter werden in erster Linie solche besprochen, die nach neueren wissenschaftlichen Erkenntnissen bei genau bestimmten Leiden auch vom Laien angewandt werden können und die dann auch wirkliche Hilfe bringen. Daneben wurden auch einige Pflanzen aufgenommen, die sich in der Volksmedizin besonderer Beliebtheit erfreuen, den wissenschaftlich orientierten Kräuterkundigen jedoch nicht interessieren. Da sind einige Vorurteile zurechtzurücken. Es werden auch Heilkräuter besprochen, die ausschließlich nach Anweisung des Arztes zum Einsatz kommen dürfen.

Es soll zudem versucht werden, den Leser über die ausführliche Besprechung der Heilkräuter und das Herausstellen ihrer botanischen Besonderheiten an das Sammeln dieser Kräuter heranzuführen. Die von der Pharmaindustrie bereitgestellten Kräuter werden nach ökonomischen Gesichtspunkten angebaut. Dabei finden chemische Düngemittel und auch Pflanzenschutzmittel Verwendung. Die in der freien Natur wachsenden Heilpflanzen sind den Gefahren, die daraus für den Verbraucher erwachsen, nicht ausgesetzt. Vielleicht kann das Erkennen, Sammeln und Aufbereiten dieser Pflanzen auch so viel Freude bereiten, daß diese Tätigkeit zu einem Hobby wird.

Was können Heilkräuter wirklich leisten?

Im Laufe der Jahrhunderte hat der Mensch vielerlei Mittel gegen Krankheiten versucht. Zunächst spielten Erfahrungen mit bestimmten Heilmitteln und der sich daran knüpfende Aberglaube eine beherrschende Rolle. Den Heilmitteln haftete etwas Geheimnisvolles an, das in den Bereich des Mythischen, Religiösen hineinragte. Nur wenige Auserwählte wußten um die Wirkung der Heilmittel; ihr Wissen und damit ihre Macht rückte sie in die Nähe der Götter und Geister.

Aber nicht nur bestimmten Pflanzen wurde eine geheimnisumwitterte Heilwirkung zugeschrieben; auch Steine, Tiere oder Tierprodukte konnten heilsam sein. Schon in den ältesten medizinischen Büchern wird über mineralische Heilmittel berichtet; sie tauchen aber auch in späteren Schriften immer wieder auf. So schreibt der bekannte Arzt *Dioscorides* im 1. Jahrhundert n. Chr. über den Einsatz von Mondstein (Feldspat):

»Er wird Mondstein genennt, weil er des Nachts gefunden wird, ein Gestalt hat wie ein Mond, denn er nimmt zu und ab wie derselbige. Dieser Stein, zu Pulver gemacht, ist gut getrunken wider die fallende Sucht. Die Frauen tragen diesen Stein als ein Artzeney wider das Gift, Zauberei und andere Gebrechen bei sich. Man glaubt, dass dieser Stein, an die Bäume gehengt, dieselbigen fruchtbar macht.«

Wichtige Funktionen in der Heilkunde übernahmen auch Bernstein, Diamant und viele andere Steine, Erden und Mineralien. Vom Saphir heißt es bei Dioscorides:

»Man glaubt, daß der Saphir, getrunken, gut sei wider der Skorpionen Stich und wider die innerlich Geschwür. Er wehret und trocknet alles, was in den Augen Unnatürliches herauswächst, hinter sich und wehret den Blattern der Augen und heftet die zerbrochenen Häutlein derselben zusammen.«

Auch bestimmte Tiere wurden zu Heilzwecken genutzt. Dioscorides schreibt z. B. über die Frösche:

»In Öl gesotten mit wenig Salz und gegessen und die Brühe, darin sie gesotten, getrunken, vertreiben aller Schlangen Gift, werden wider die Starrigkeit der großen Muskeln gebraucht. Die Asche der verbrannten Frösche eingestreut, stopft das Blut. Die Asche mit Pech vermischt und

angestrichen, macht das Haar wachsen und erfüllet die bloße Stelle, da das Haar ausgefallen ist.«

Viele andere Tiere – Spinnen, Regenwürmer, Läuse, Wanzen, Schnecken, Mäuse – und auch Tierprodukte wie Schmalz, Blut, sogar Kot und Harn wurden verwendet. Dioscorides über Ziegenharn: *»Ziegenharn mit ein wenig Gewürz alle Tage 5 Lot schwer mit Wasser getrunken, ist gut wider die Wassersucht, denn es treibet das Wasser und den Harn durch den Stuhlgang heraus und heilet die Schmerzen der Ohren, darein getropft.«*

Wir wenden uns heute angewidert ab, übersehen aber, daß die lange Zeit vorherrschende animistische Weltschau den Dingen, Tieren und Pflanzen einen ganz anderen Stellenwert einräumte als wir Heutigen. Die Animisten sahen in allem etwas Beseeltes, etwas, aus dem durchaus auch heilende Kräfte hervortreten konnten.

Auch der Gebrauch der Pflanze als Heilmittel ist aus dieser Anschauung heraus zu verstehen. Zudem hängt ihre Verwendung als Arznei eng mit ihrem früheren Einsatz im kultischen Bereich zusammen. Erstaunlich hoch ist die Zahl der Pflanzen, denen man Heilkräfte zuschrieb. In dem 1650 erschienenen Buch von *Johann Bauhinus* und *Johann Heinrich Cherlerus »Historia plantarum universalis«* werden mehr als 6000 Pflanzen mit Heileffekt beschrieben.

Diese »Inflation« auf dem Gebiet der Heilpflanzen hatte sicherlich auch ihre Ursachen in der damals verbreiteten Signaturenlehre. Nach dieser Lehre heilen die Pflanzen bestimmte Erkrankungen der Organe, denen sie in Form oder Farbe gleichen. Als Beispiel soll hier das Leberblümchen genannt werden. Diese Pflanze hat mit ihren dreilappigen Blättern eine gewisse Ähnlichkeit mit der Leber des Menschen. Erst viel später stellte sich heraus, daß das Leberblümchen keine besonderen Wirkstoffe gegen Leberleiden enthält. Zudem glaubte man damals, daß alle Pflanzen mit gelber Blüte oder gelbem Saft bei Gallenleiden helfen; Pflanzen mit roten Blüten oder rotem Saft sollten Blutkrankheiten heilen. So wurde fast jede Pflanze einem Organ und seinen Erkrankungen zugeordnet. Noch ein letztes Beispiel: Pflanzen mit zweiknolligen Wurzeln, wie bestimmte Orchideenarten, erinnern in ihrer Form an den männlichen Hoden, folglich mußten sie als Aphrodisiakum (Liebesmittel) herhalten.

Daß beim Einsatz der Pflanze als Heilmittel weitere, uns unverständliche Wege beschritten wurden, möge die Zubereitung des Theriak, eines Wundermittels jener Zeit, durch den berühmten griechischen Arzt Galen (130–201 n. Chr.) aufzeigen. Ammoniak, Kochsalz, Enzian und viele andere damals hochgeschätzte Kräuter wurden zusammen mit Honig und vier lebenden Schlangen in ein Gefäß gegeben und so lange gekocht, bis »die Flammen aus dem Topf schlugen«. Übrig blieb nur die

Asche, die nach bestimmten, sehr komplizierten Prozeduren weiterverarbeitet wurde. Dieser Theriak diente als Universalheilmittel gegen die wichtigsten Krankheiten – noch bis tief ins 18. Jahrhundert hinein!

Schon zur Zeit der Signaturenlehre gab es kritische Geister, die in den Pflanzen und ihren Inhaltsstoffen mehr sahen als nur Symbole für bestimmte Organe und ihre Krankheiten. Viele Pflanzen wurden daraufhin in der Folgezeit als völlig wirkungslos erkannt und aus den Kräuterbüchern verbannt. Das ging so weit, daß im 19. Jahrhundert, als naturwissenschaftliche Erkenntnisse mehr und mehr Einzug in die Medizin hielten, die Heilkräuter weitgehend aus den Heilplänen gestrichen wurden. Und das ist bis heute so geblieben, allerdings mit der Folge, daß nun ein unbedenklicher Konsum synthetischer Arzneimittel betrieben wird, der die Nebenwirkungen dieser Pillen völlig ignoriert.

Die Entwicklung der modernen Arzneimittellehre ging dahin, mit einem bestimmten Wirkstoff – entweder aus einer Heilpflanze isoliert oder synthetisch hergestellt – den Heilungsprozeß an einem ganz bestimmten Punkt in Gang zu setzen. Das naturwissenschaftliche Interesse richtet sich ausschließlich auf die Reaktion, die zwischen erkranktem Organ und dem verabreichten Wirkstoff abläuft. Der Patient als Gesamtheit ist in diesen Prozeß nicht mit einbezogen. Da kann es dann auch nicht verwundern, daß die bei solchen Arzneimitteln beobachteten Nebenwirkungen als selbstverständliche Begleiterscheinungen hingenommen werden.

Man will einen winzigen Teilbereich des Menschen treffen, erreicht aber über die Nebenwirkungen den ganzen Menschen. Spätestens an diesem Punkte sollte dem auf Technik und Chemie fixierten Mediziner klar werden, daß seine Methoden in die Sackgasse führen.

Die Festlegung auf diese synthetischen Heilmittel hat zudem den Eindruck vermittelt, daß die Heilkräfte, die uns die Natur anbietet, zu Mauerblümchen verkommen sind. Dem ist aber nicht so. Zu erinnern ist daran, daß wichtige Herz- und Kreislaufmittel aus Pflanzen, wie Fingerhut (Digitalis), Strophanthus, Maiglöckchen, Rauwolfia u. a., gewonnen werden. Die meisten Venenmittel stammen aus der Roßkastanie. Der Schlafmohn liefert noch immer das wichtigste Schmerzmittel Morphium. Diese Aufzählung könnte noch verlängert werden; schließlich ist es ja die Aufgabe dieses Buches, die Heilkräfte der Kräuter herauszustellen.

Diese aufgezeigte Entwicklung konnte allerdings nicht verhindern, daß eine neuerliche Hinwendung zu den natürlichen Heilmitteln erfolgt. Manche sprechen sogar von einem Boom. Handelt es sich dabei um eine Modeerscheinung, die bald von einer anderen abgelöst wird? Oder ist es Nostalgie, der Traum von einer Zeit ohne Chemie, die uns so vielfältig bedroht? Geht's um Alternatives, das auch in die Bereiche der Medizin

Einzug hält? Oder geht es gar um die Einsicht, daß der heute mögliche und verordnete Medikamentenkonsum wirklich in eine Sackgasse führt?

Welcher Gesichtspunkt bei der neuerlichen Bevorzugung der Heilkräuter nun ausschlaggebend ist, wird kaum zu ermitteln sein. Entscheidend ist ein anderer Punkt. Das neuerwachte Interesse an Heilkräutern ist nicht nur bei medizinischen Laien festzustellen, auch die Forschung nimmt sich ihrer in verstärktem Maße an. Ausgehend von den positiven Wirkungen bestimmter Heilpflanzen machte man sich bald daran, die Wirkweisen der Inhaltsstoffe dieser Pflanzen näher zu untersuchen. Die Arbeiten gingen zunächst nur langsam voran, da die vorhandenen Untersuchungsmethoden nicht ausreichten. Erst mit Aufkommen moderner Untersuchungstechniken – Elektronenmikroskop, Mikroanalysatoren u. a. – gelang ein tieferes Eindringen in die biochemischen Abläufe im menschlichen Körper und die Wirkungen der pflanzlichen Substanzen auf diese Abläufe. Diese technischen Hilfsmittel und neuere Erkenntnisse setzten die Wissenschaftler in die Lage, immer mehr Inhaltsstoffe der Heilkräuter zu analysieren, ihre Wirkweise zu erkennen und ihre Anwendung bei bestimmten Krankheitszuständen gezielt zu erforschen. Damit wurde der Kräuterkunde eine solide wissenschaftliche Grundlage gegeben, die Phytotherapie (Behandlung von Krankheiten mit pflanzlichen Mitteln) ist eine anerkannte Wissenschaft geworden, sie ist nicht mehr nur auf Intuition und altüberlieferten Glauben oder auf bloße Erfahrung gestellt.

Schließlich noch eine Bemerkung. Es geht in diesem Buch nicht um die Anwendung von Heilkräutern unter allen Umständen. Es hat sich ohnehin herausgestellt, daß Heilkräuter nur in begrenzten Bereichen Verwendung finden können, z. B. bei Erkrankungen der oberen Luftwege, bei bestimmten Magen- und Darmerkrankungen, bei gewissen Herz- und Kreislaufstörungen, bei nervösen Zuständen, bei Erkrankungen der Harnwege, bei Gallenleiden, bei der Wundbehandlung, um nur die wichtigsten zu nennen. In diesen Fällen kann man vielfach mit der sog. Selbstmedikation gute Erfolge erzielen oder die ärztliche Therapie sinnvoll unterstützen. Hinzu kommt noch, daß mit dem Griff zum bewährten Hausmittel als Selbsthilfemaßnahme unser hoffnungslos überfordertes Gesundheitswesen wesentlich entlastet werden kann. In diesem Zusammenhang ist noch von Bedeutung, daß die Heilkräuter zur Vorbeugung bei vielen Krankheiten unschätzbare Dienste leisten können.

Sind die Beschwerden aber nicht nach kurzer Zeit behoben oder verschlimmern sie sich gar, muß auf jeden Fall ein Arzt hinzugezogen werden. Selbstmedikation kann den Arzt nicht ersetzen. Wer bei ernsthaften Erkrankungen, wie z. B. bei der chronischen Bronchitis, allein mit Huflattich auszukommen glaubt, riskiert seine Gesundheit!

I. Praktische Hinweise für den Umgang mit Heilkräutern

Bestimmen der Heilkräuter

Jeder besprochenen heimischen Heilpflanze ist eine Beschreibung beigegeben, die sich im wesentlichen auf die Terminologie der Botaniker stützt. Die verwendeten Begriffe werden im folgenden kurz erläutert:

Unterirdische Pflanzenteile

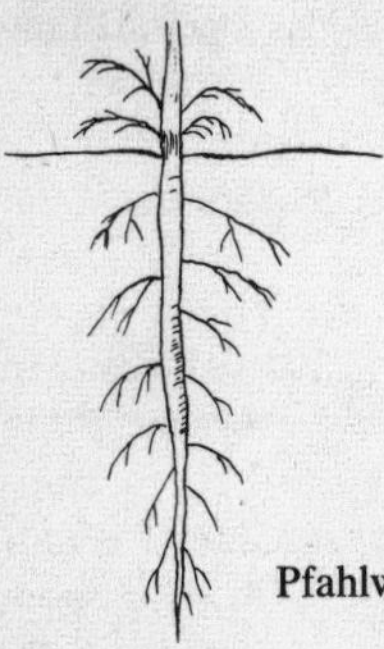

Pfahlwurzel

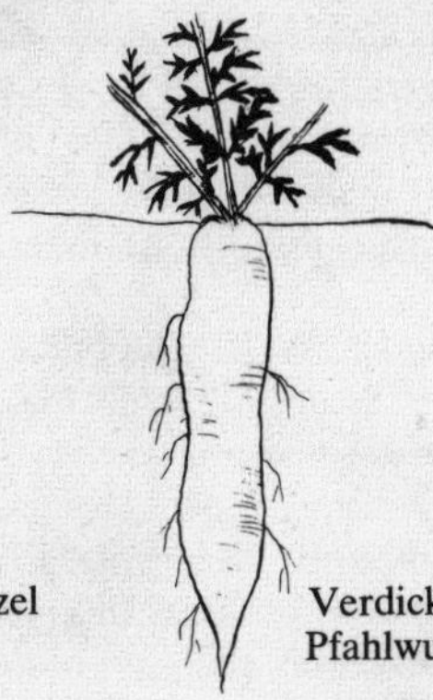

Verdickte Pfahlwurzel

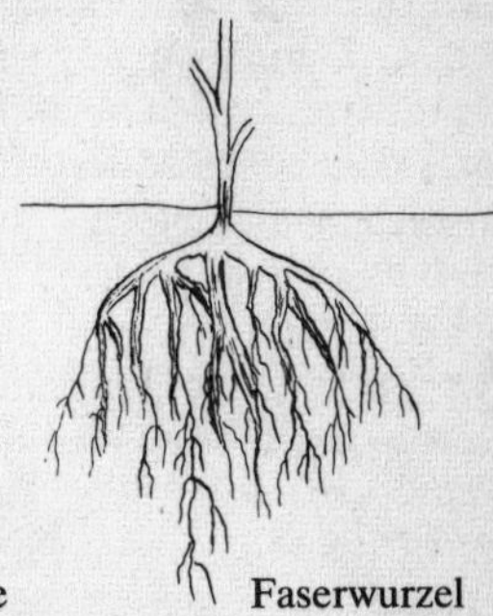

Faserwurzel

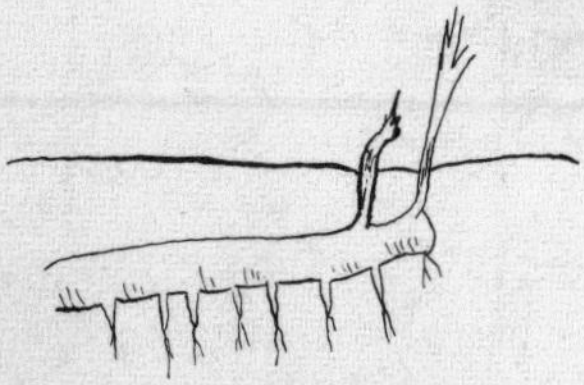

Kriechender Wurzelstock

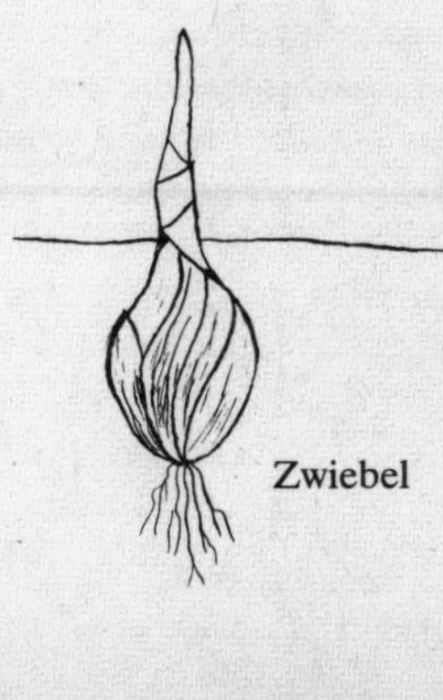

Zwiebel

Stengel

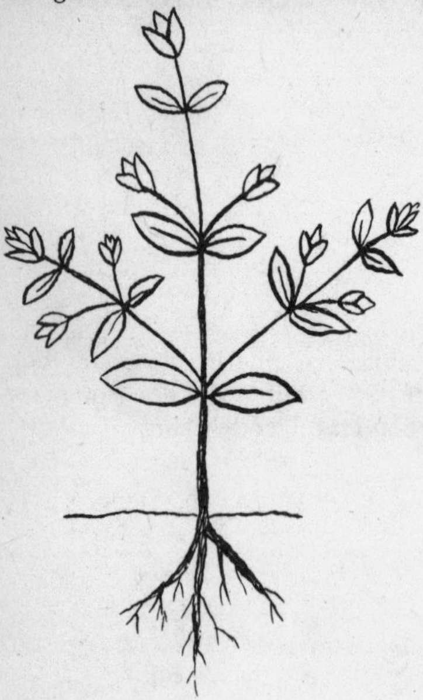

Verzweigter Stengel

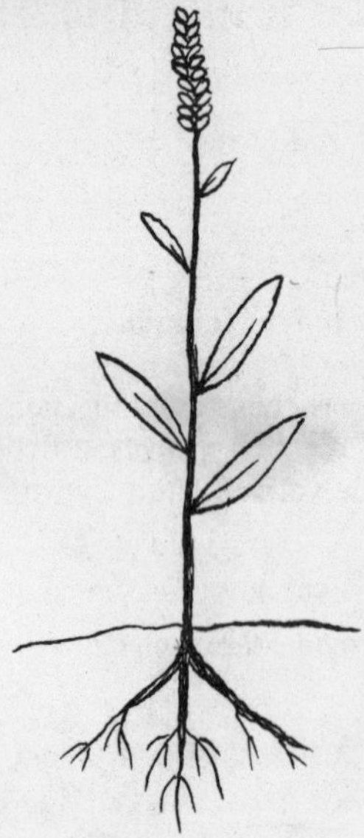

Unverzweigter Stengel

Blattstellung

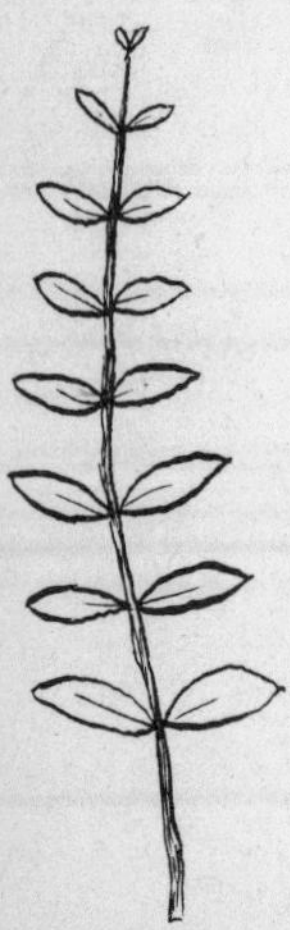

gegenständig

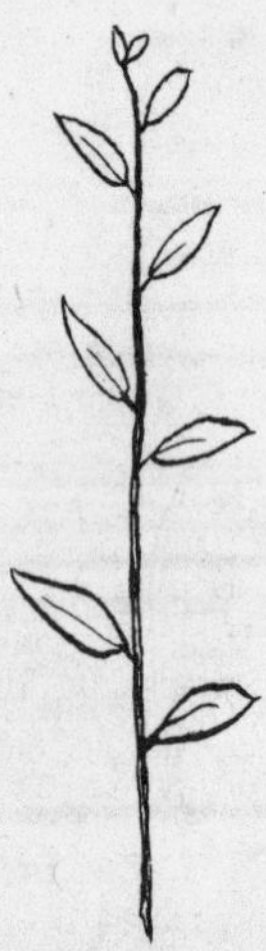

wechselständig

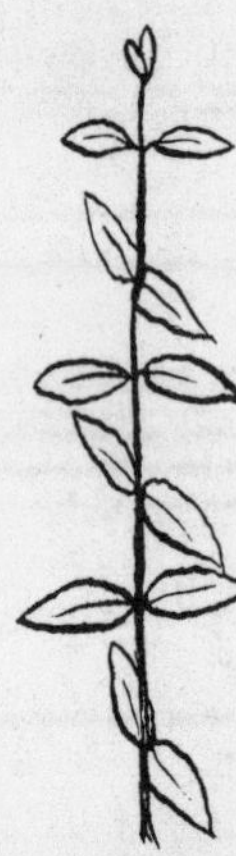

kreuzgegenständig

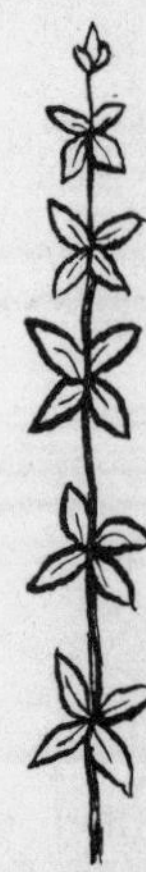

quirlig

Blattformen

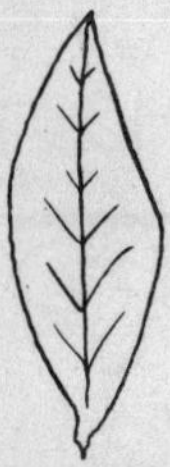

lanzettlich

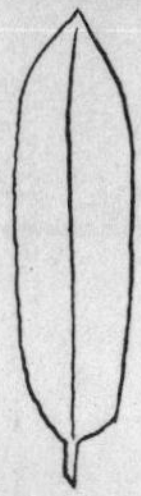

linealisch

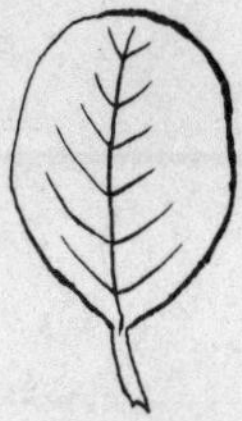

spatelig

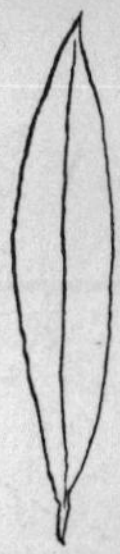

länglich

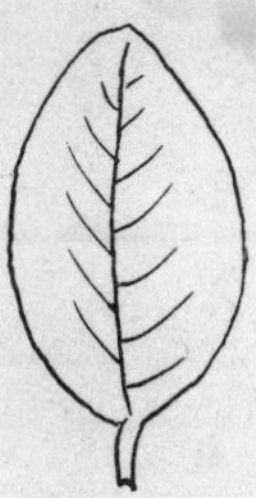

eiförmig

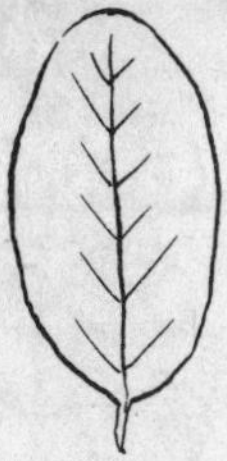

elliptisch

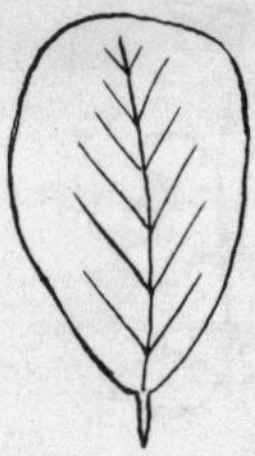

verkehrteiförmig

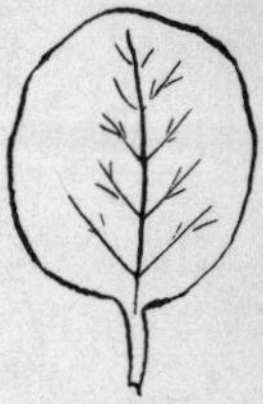

rundlich

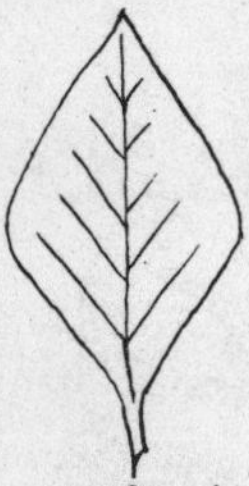

rautenförmig

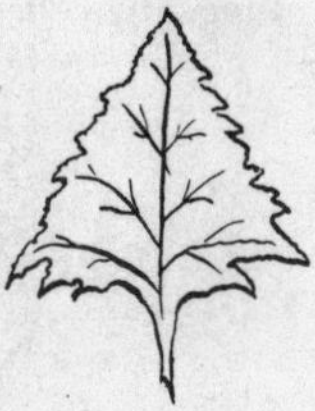

dreieckig

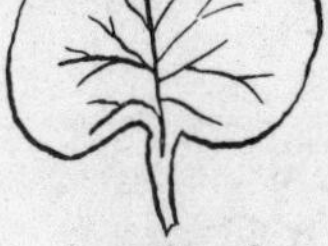

nierenförmig

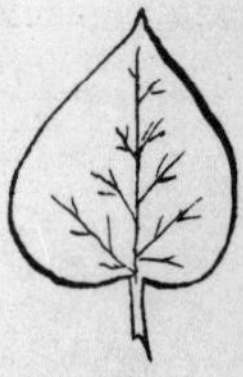

herzförmig

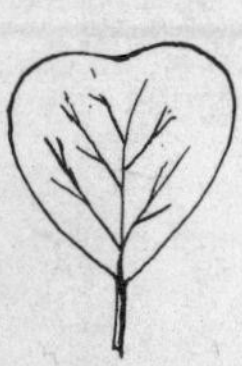

verkehrt-
herzförmig

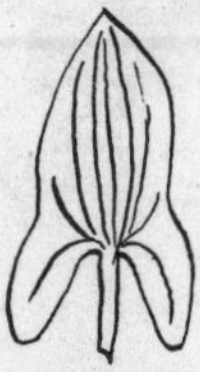

pfeilförmig

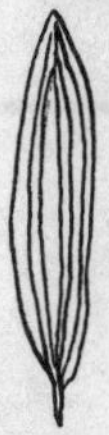

schwert-
förmig

Geteilte und zusammengesetzte Blattformen

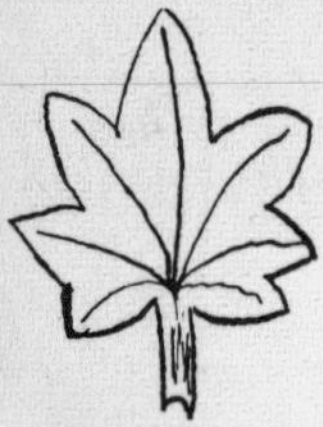

handförmig

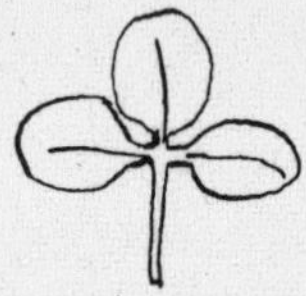

dreizählig

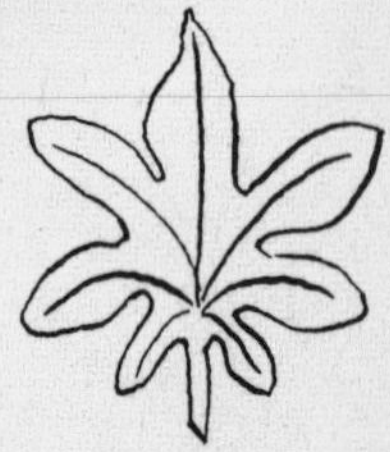

siebenzählig,
eingeschnitten

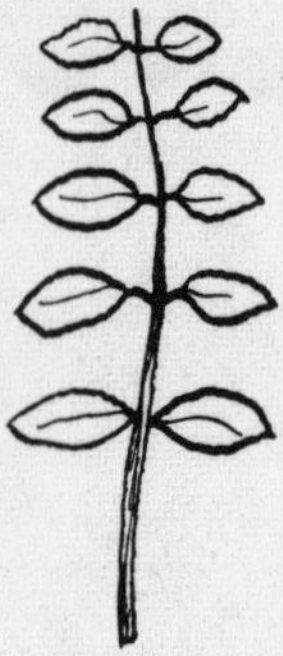

paarig gefiedert

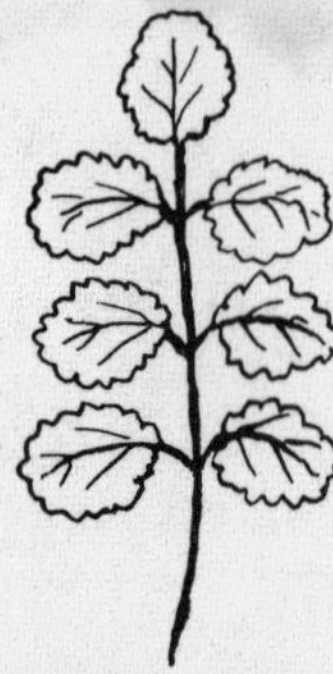

unpaarig gefiedert

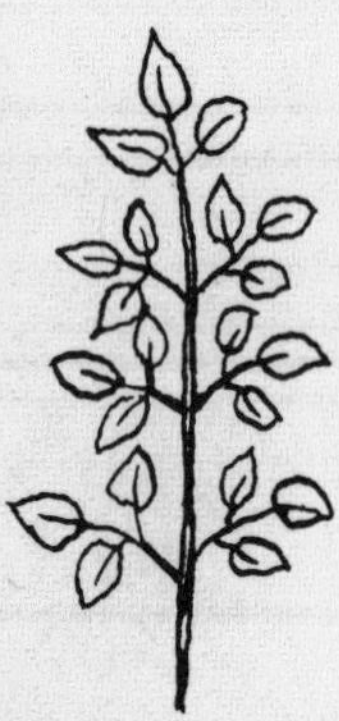

doppelt gefiedert

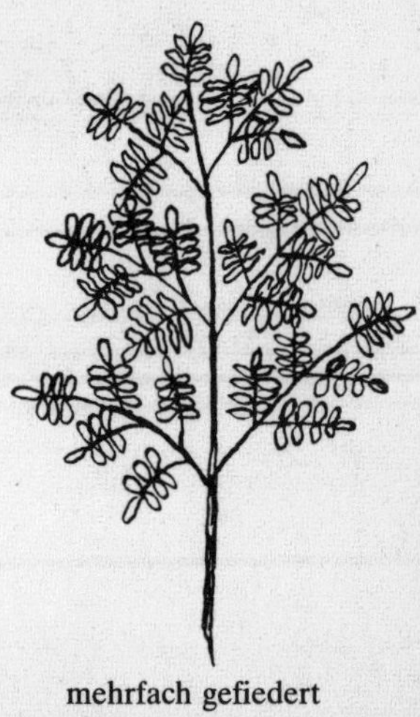

mehrfach gefiedert

Formen des Blattrandes

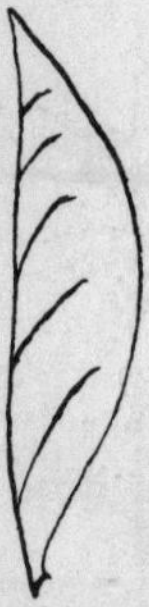

glattrandig

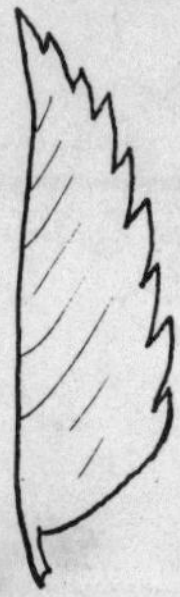

gesägt

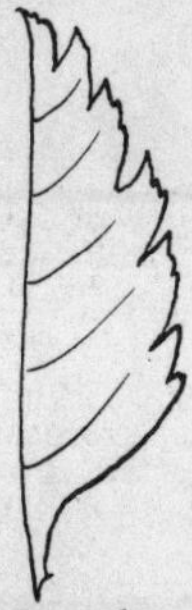

doppelt gesägt

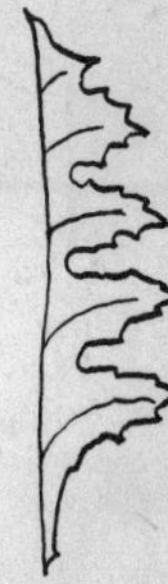

schrotsäge-förmig

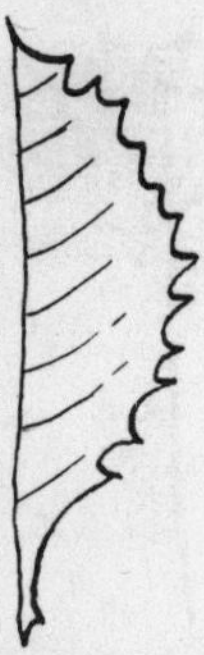

gezähnt

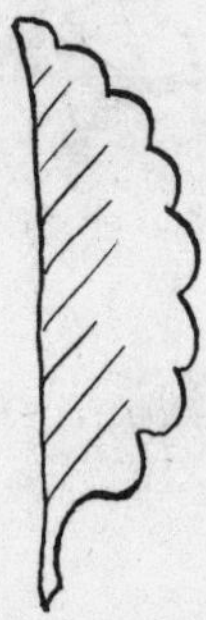

gekerbt

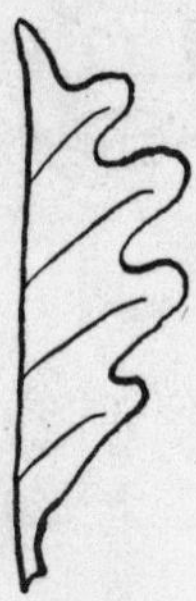

gebuchtet

Blütenstände

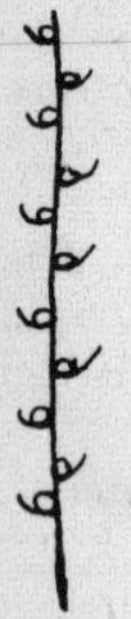
Ähre

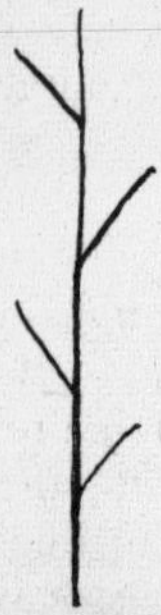
zusammengesetzte Ähre

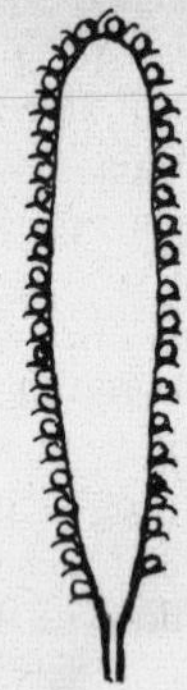
Kolben

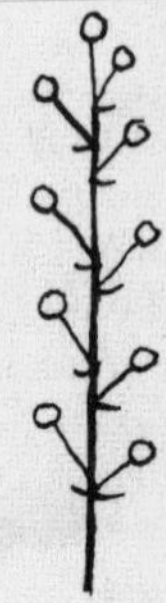
Traube

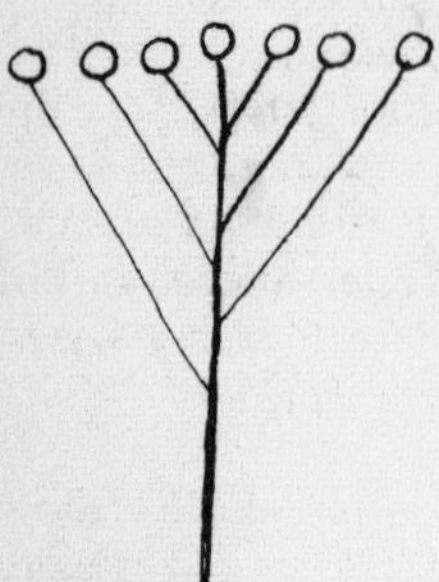
Doldentraube

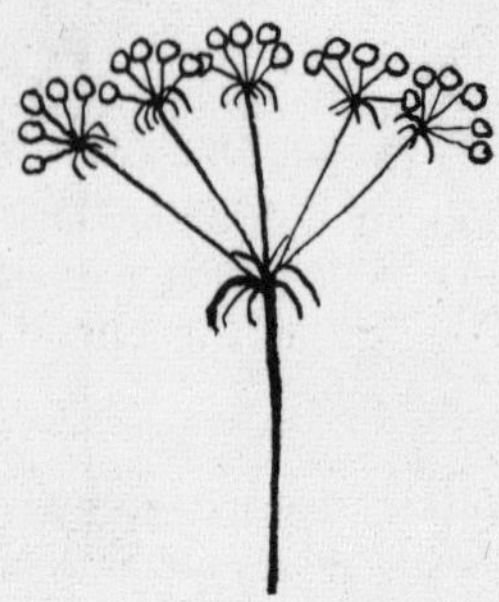
zusammengesetzte Dolde

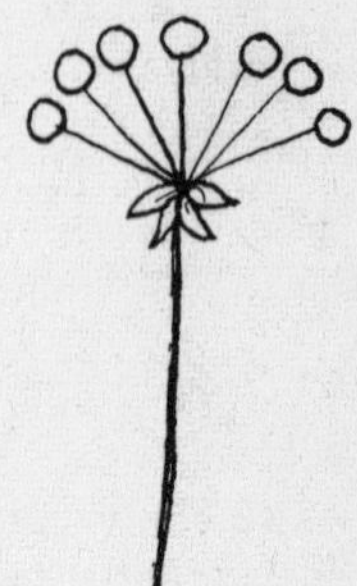
Dolde

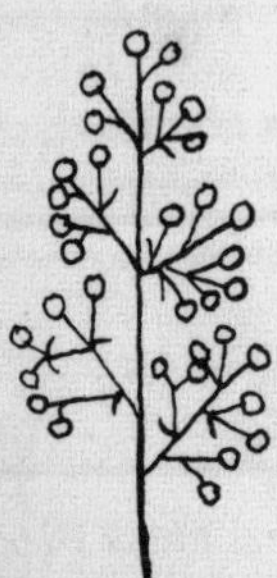
Rispe

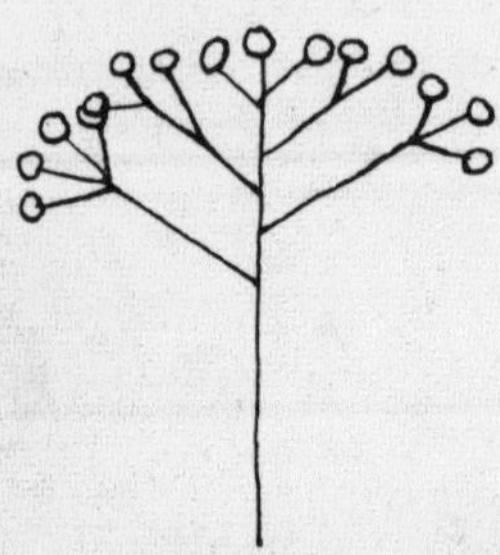
Doldenrispe

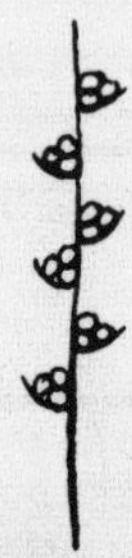
Kätzchen

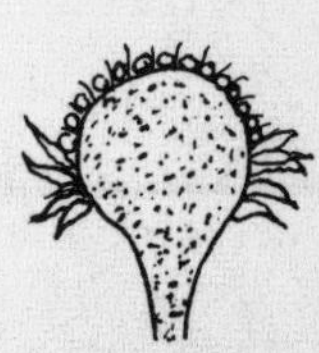
Köpfchen

Sammeln von Heilkräutern

Im »Heilpflanzen-ABC« ist bei jeder Pflanze vermerkt, welche Pflanzenteile zu welchem Zeitpunkt gesammelt werden sollen. Die Beachtung des richtigen Zeitpunktes ist sehr wichtig, damit die Wirkstoffe der Pflanze möglichst gut ausgenutzt werden.

Dazu sollte man noch wissen,

- daß Pflanzen niemals in feuchtem Zustand gesammelt werden. Die Pflanzen dürfen weder vom Regen noch vom Tau naß sein. Man sammelt also am besten an sonnigen Tagen, nachdem der Tau verdunstet ist, dann halten sich die Pflanzen am besten;
- daß nur solche Pflanzen gesammelt werden, die unverschmutzt, gesund, unbeschädigt durch Pflanzenschädlinge und frisch sind;
- daß Pflanzen nicht in der Nähe von Industrieanlagen oder von Straßen gesammelt werden dürfen. Giftstoffe aus Industrie und Autoabgasen und der Abrieb der Autoreifen macht diese Pflanzen unbrauchbar für Heilzwecke. Auch auf frisch gedüngten Wiesen und Weiden sollte man aufs Kräutersammeln verzichten. Man meide zudem die Nähe von intensiv bewirtschafteten Äckern, da von dort aus Düngemittel und vor allem Pflanzenschutzmittel infolge Windabdrift die Heilpflanzen treffen können;
- daß das Sammelgut nicht in luftundurchlässigen Plastiktüten verstaut werden sollte; besser eignen sich Papiertüten oder Körbe, in die jedoch die Pflanzen nicht hineingepreßt, sondern locker gelagert werden sollten.

Noch ein wichtiger Hinweis: Sie haben mit einiger Mühe den Standort der Heilpflanzen ausgemacht. Wenn Sie auch im nächsten Jahr dort Pflanzen sammeln wollen, so sollten Sie diese nicht mit »Stumpf und Stiel« ausreißen, sondern etwa ein Viertel der betreffenden Art sammeln und den Rest stehenlassen, damit deren Fortpflanzung gesichert ist.

Sie sollten auch nicht unnötig herumtrampeln, um die Pflanzen zu schonen.

Trocknen der Heilkräuter

Durch das Trocknen wird der Pflanze das Wasser entzogen. Dadurch werden chemische Prozesse unterbunden, die einen Ab- oder Umbau der Wirkstoffe bewirken können.

Ferner soll das Trocknen verhindern, daß Mikroorganismen das Sammelgut angreifen und es schließlich vernichten. Es ist besonders darauf zu achten, daß das Trocknen schonend erfolgt; pralle Sonne oder zu starke Ofenwärme sind zu vermeiden, da sonst wertvolle Inhaltsstoffe – vor allem die flüchtigen ätherischen Öle – ausgetrieben werden. Es ist nicht möglich, für alle Heilpflanzen ein allgemeingültiges Trocknungsverfahren anzugeben. Es wird deshalb versucht, für jede Pflanze im »Heilpflanzen-ABC« das richtige Verfahren zu beschreiben.

Aufbewahren der Heilkräuter

Die mit viel Sorgfalt und Mühe gesammelten Heilpflanzen sollte man nicht lieblos in Pappkartons oder gar Plastiktüten verstauen. Die Inhaltsstoffe müssen vor Luftzutritt und Lichteinwirkung geschützt werden. Man verwendet entweder gut verschließbare Blechdosen oder getönte Glasbehälter. Und vergessen Sie nicht, diese Behälter zu beschriften, um späteren verhängnisvollen Verwechslungen vorzubeugen.

II. Therapeutischer Führer

Kurzinformation über die im »Heilkräuter-ABC« behandelten Kräuter, die bei bestimmten Beschwerden sicher helfen:*

Beschwerden	Heilpflanze	Eigenschaften/Wirkungen
Appetitlosigkeit	Enzian	Fördert Produktion von Verdauungssäften
	Kalmus	Regt vegetatives Nervensystem im Bereich der Verdauungsorgane an
	Tausendgüldenkraut	Fördert Absonderung der Verdauungssäfte
	Wermut	Wirkt tonisierend auf Magen- und Darmschleimhäute
Angstzustände	Melisse	Ausgleichend, beruhigend
	Johanniskraut	Ausgleichend, antidepressiv
Augenentzündungen	Augentrost	Abschwellen der entzündeten Schleimhäute
	Eichenrinde	Adstringierend, entzündungswidrig
Augen, tränende, brennende	Augentrost	Abschwellen der Schleimhäute
Bettnässen	Johanniskraut	Psychogene Wirkung
Beulen	Ackerschachtelhalm	Fördert Durchblutung, kräftigt Bindegewebe
Blähungen	Anis	Wirkt entspannend auf Magen- und Darmmuskulatur, verhindert unerwünschte Gärungen

* Für die Erklärung der Fachbegriffe siehe S. 159.

Beschwerden	Heilpflanze	Eigenschaften/Wirkungen
	Fenchel Kümmel Pfefferminze	Diese Wirkungen gelten auch für die folgenden Kräuter, wobei Kümmel die beste karminative Wirkung zeigt
Blasenleiden	Bärentraube	Antibakteriell, desinfizierend
»Blutreinigung« s. Frühjahrsmüdigkeit		
Brechreiz	Pfefferminze	Krampflösend, wirkt reizmildernd auf Magenschleimhaut
Bronchitis	Efeu	Schleimverflüssigend bei festsitzendem Husten, krampflösend
	Eibisch	Reizmildernd
	Huflattich	Hustenreiz mildernd, entzündungswidrig
	Schlüsselblume	Schleim verflüssigend, Abhusten erleichternd
	Thymian	Schleimlösend, entkrampfend
Cellulitis	Efeu	Antiödematös
Darmbeschwerden	Angelika	Krampflösend, Blutgefäße des Darmes erweiternd, karminativ
	Benediktenkraut	Antibiotisch, fördert Absonderung der Verdauungssäfte
	Blutwurz	Adstringierend und reizmildernd auf Darmschleimhaut wirkend
	Enzian	Regt vermehrte Absonderung der Verdauungssäfte an, fördert Peristaltik
	Fenchel	Karminativ, entspannend auf Magen-Darm-Trakt
	Kalmus	Regt Absonderung der Verdauungssäfte und Peristaltik an, karminativ
	Kamille	Antibakteriell, krampflösend, schmerzstillend bei entzündlichen Zuständen

Beschwerden	Heilpflanze	Eigenschaften/Wirkungen
	Knoblauch	Antibiotisch, unerwünschte Gärungen verhindernd, normalisiert die Darmflora
	Pfefferminze	Krampflösend, karminativ
	Schöllkraut	Krampflösend
	Wermut	Völlegefühl beseitigend, karminativ
Depressionen, leichtere Formen	Johanniskraut	Euphorisierend bei Antriebsschwäche, Stimmung ausgleichend
	Melisse	Beruhigend, ausgleichend
Durchblutungsstörungen	Ackerschachtelhalm	Fördert Durchblutung, stärkt Bindegewebe
	Roßkastanie	Durchblutungsfördernd bei venösen Stauungen
Durchfall	Blutwurz	Adstringierend
	Eichenrinde	Adstringierend
Erschöpfungszustände, nervöse	Baldrian	Beruhigend, steigert Konzentrationsfähigkeit
	Hopfen	Sedierend
	Kalmus	Tranquilisierend
	Melisse	Beruhigend, entkrampfend
	Lavendel	Vegetatives Nervensystem anregend
	Rosmarin	Kreislauf anregend, belebend
Ekzeme	Eichenrinde	Adstringierend, schmerzlindernd
	Kamille	Entzündungswidrig
	Stiefmütterchen	Wundheilend
	Eibisch	Erweichend, lindernd
Erkältungen, fiebrige	Heckenrose	Vitaminreich; vorbeugend, da Abwehrkräfte aktivierend
	Holunder	Schweißtreibend, fiebersenkend, Abwehrkräfte aktivierend
	Linde	Schweißtreibend, fiebersenkend, Abwehrkräfte aktivierend

Beschwerden	Heilpflanze	Eigenschaften/Wirkungen
Frostschäden	Ackerschachtelhalm	Fördert Durchblutung des Bindegewebes
	Roßkastanien	Gefäßfestigend, tonisierend
»Frühjahrsmüdigkeit«	Birkenblätter	Diuretisch, daher »blutreinigend«
	Brennessel	Vitamin- u. mineralienreich, aktiviert Stoffwechsel
	Heckenrose	Vitaminreich, aktiviert Abwehrkräfte
	Löwenzahn	Vitaminreich, »blutreinigend«, da Ausscheidungsorgane aktiviert werden
Geschwüre	Beinwell	Eiter verflüssigend und ableitend, wundheilend
	Eibisch	Erweichend, lindernd
	Lein	Erweichend, »zieht aus«
Gallenbeschwerden	Benediktenkraut	Fördert Sekretion und Abfluß des Gallensaftes
	Löwenzahn	Galletreibend
	Pestwurz	Krampflösend, beseitigt Gallestauungen
	Wermut	Galleflußfördernd
Harnwegeerkrankungen	Bärentraube	Antibakteriell, desinfizierend
Hämorrhoiden	Arnika	Tonisierend, durchblutungsfördernd, wundheilend
	Roßkastanie	Venenfestigend
Heiserkeit	Bibernelle	Mild expektorierend, entzündungswidrig
	Lein	Wirkt lindernd auf Schleimhäute
Herz- und Kreislaufbeschwerden	Arnika	Erweitert Koronargefäße, fördert Durchblutung, entlastet das geschwächte Herz
	Baldrian	Beruhigend bei nervösen Herzstörungen
	Melisse	Beruhigend bei nervösen Herzstörungen

Beschwerden	Heilpflanze	Eigenschaften/Wirkungen
	Mistel	Gefäßentspannend bei Bluthochdruck
	Lavendel	Beruhigend bei nervösen Herzstörungen
	Weißdorn	Erweitert Konorargefäße, blutdrucksenkend, entlastet das geschwächte Herz
Husten	Eibisch	Reizmildernd bei entzündlicher Schleimhaut
	Efeu	Entkrampfend, expektorierend bei festsitzendem und Keuchhusten
	Fenchel	Schleimlösend, krampflösend, antiseptisch, bes. in Kinderheilkunde
	Huflattich	Hustenreizmildernd, Abhusten des festsitzenden Schleims erleichternd, entzündungswidrig
	Schlüsselblume	Schleimlösend und verflüssigend, erleichtert Abhusten des festsitzenden Schleims
	Spitzwegerich	Expektorierend bei festsitzendem Husten
	Stiefmütterchen	Lindernd bei trockenem Husten und mangelnder Schleimabsonderung
	Thymian	Schleimlösend, krampflösend, fördert Auswurf
Knochenhautentzündung	Beinwell	Wundheilend, schmerzstillend
Knochenbrüche	Beinwell	Fördert Kallusbildung
	Schachtelhalm	Fördert Durchblutung, kräftigt Bindegewebe
Krampfadern	Roßkastanie	Venenfestigend
Leberleiden	Löwenzahn	Stärkt Leberfunktionen
	Mariendistel	Enthält Leberschutzfaktor
Magenleiden	Angelika	»Magenfreundlich«, tonisierend, fördert Magensaftabsonderung

Beschwerden	Heilpflanze	Eigenschaften/Wirkungen
	Benedikten-kraut	Aktiviert Magensaftabsonderung, fördert Eigenbewegung des Magens
	Enzian	Regt Magensaftproduktion an, stärkt Eigenbewegung des Magens
	Kalmus	Beruhigend, regt Magensaftproduktion an, fördert Peristaltik; entzündungshemmend bei Gastritis
	Pfefferminze	Krampflösend bei Koliken, entspannt glatte Muskulatur des Magens
	Pestwurz	Krampflösend bei »nervösem« Magen
	Schöllkraut	Entkrampfend bei Magenkolik
	Wermut	Fördert Magensaftabsonderung
Magenschleimhautentzündung	Blutwurz	Adstringierend, schmerzlindernd, reizmildernd
	Kamille	Keimhemmend, krampflösend, fördert Heilungsprozeß
	Tausendgülden-kraut	Tonisierend, wundheilend
	Lein	Lindernd, Schleimhaut schützend
Menstruations-beschwerden	Petersilie	Krampflösend, uteruserregend
	Schafgarbe	Krampflösend und entspannend auf Muskulatur des Unterleibes wirkend
Mund- und Rachenentzündungen	Arnika	Entzündungshemmend, wundheilend
	Blutwurz	Adstringierend, entzündungshemmend, reizmildernd
	Eibisch	Schmerzstillend, reizmildernd, Schleimhäute umhüllend
	Eichenrinde	Adstringierend, schmerzstillend
	Salbei	Antiseptisch, fungizid, adstringierend

Beschwerden	Heilpflanze	Eigenschaften/Wirkungen
Nasenneben-höhlenkatarrh	Kamille	Antibakteriell, fördert Abheilung der Schleimhäute
Nervosität s. Erschöpfungszustände, nervöse		
Nierenleiden	Bärentraube	Antibakteriell, desinfizierend
	Löwenzahn	Aktiviert Ausscheidung der Nieren
Prellungen	Arnika	Durchblutungsfördernd
	Beinwell	Wundheilend
Quetschungen	Arnika	Durchblutungsfördernd
	Beinwell	Wundheilend
Rheuma	Ackerschachtelhalm	Regt Zellstoffwechsel an, diuretisch
	Birkenblätter	Harntreibend, schwemmt Stoffwechselabfälle aus
	Meerrettich	Harntreibend, ausschwemmend
	Petersilie	Harntreibend, ausschwemmend
	Wacholder	Harntreibend, ausschwemmend
Schlafstörungen	Baldrian	Beruhigt, entspannt, bringt Schlafbereitschaft
	Melisse	Beruhigt
	Hopfen	Fördert Einschlafbereitschaft
Schweißausbrüche, lästige	Salbei	Sekretionshemmend
Sonnenbrand	Blutwurz	Adstringierend, lindernd
Sportverletzungen s. unter Prellungen, Quetschungen, Verstauchungen o. ä.		

Beschwerden	Heilpflanze	Eigenschaften/Wirkungen
Übelkeit	Pfefferminze	Krampflösend
Unterschenkel-geschwüre	Schachtelhalm	Stärkt Bindegewebe, fördert Durchblutung
	Beinwell	Wundheilend
Vegetative Dystonie	Kalmus	Belebend, nervenstärkend
	Lavendel	Beruhigend, nervenstärkend
	Melisse	Beruhigend
Verstauchungen	Arnika	Fördert Durchblutung, wundheilend
	Beinwell	Wundheilend
Verstopfung	Faulbaum	Dickdarmwirksam, regt Peristaltik an
	Lein	Quellend, regt Peristaltik an
Warzen	Schöllkraut	Beeinflußt Zellteilung
Wunden	Arnika	Entzündungshemmend, heilungsfördernd
	Beinwell	Eiter verflüssigend und ableitend, heilungsfördernd
	Eichenrinde	Adstringierend, entzündungshemmend, verhindert Feuchtigkeitsabsonderung
	Meerrettich	Antibakteriell
	Salbei	Antiseptisch, adstringierend
	Spitzwegerich	Adstringierend, entzündungswidrig
Zahnfleisch-erkrankungen	Arnika	Entzündungshemmend
	Kamille	Entzündungshemmend, heilungsfördernd
	Salbei	Entzündungshemmend

III. Wissenswertes über die Wirkstoffe der Heilkräuter

Die Wirkstoffe der Heilpflanzen sind Produkte des normalen pflanzlichen Stoffwechsels, die dort auch bestimmte Funktionen übernehmen. Neben therapeutisch wirksamen Substanzen findet man in diesen Pflanzen auch Stoffe, die keine unmittelbare Heilwirkung haben, die Wirksamkeit der heilenden Bestandteile aber unterstützen können.

Dem Verbraucher pharmazeutischer Präparate aus der chemischen Fabrik ist kaum noch bewußt, daß über die Jahrtausende die Heilpflanzen die eigentlichen Arzneien darstellten. Mensch und Pflanze bildeten eine Einheit – nicht nur im Hinblick auf die Versorgung mit den wichtigsten Nährstoffgruppen Eiweiß, Kohlenhydrat, Fett; auch therapeutisch wirkende Inhaltsstoffe bestimmter Heilkräuter waren den Menschen selbstverständlicher Bestandteil ihrer »Nahrung«.

Pflanzeninhaltsstoffe sind zumeist organischer Natur, anorganische oder »mineralische« Wirkstoffdrogen sind selten.

Die Wirkung einer Droge wird in der Regel nicht von einem Hauptwirkstoff allein, sondern durch das Zusammenwirken verschiedener Inhaltsstoffe bestimmt. Es kommt sogar vor, daß der isolierte Hauptwirkstoff eine ganz andere Wirkung erzielt als das Zusammenwirken aller Wirkstoffe.

Die Bildung und Speicherung bestimmter Wirkstoffe ist nicht auf genau definierte Pflanzenorgane beschränkt; sie kann erfolgen in den Blättern, Blüten, Wurzeln, Früchten und auch in den Rinden. Für den Sammler von Heilkräutern ist dieser Umstand von großer Bedeutung. Im Abschnitt »Heilpflanzen-ABC« wird auf diesen Punkt besonders hingewiesen.

Mineralstoffe

Diese spielen als Hauptwirkstoff nur eine zweitrangige Rolle. Sie werden mit der Wurzel dem Boden entnommen und reichern sich in der Pflanze an. Beispiele bieten die Kieselsäuredrogen, wie der Schachtelhalm oder jodreiche Meeresalgen. Auch Kaliumsalze werden in bestimmten Pflanzen in größeren Mengen gefunden; diese Salze wirken diuretisch.

Kohlenhydrate

Als Drogeninhaltsstoffe sind einfache Zucker von nebensächlicher Bedeutung. Wichtiger sind schon ihre reduzierten Formen, wie z.B. bestimmte Zuckeralkohole (Mannit in Manna, Sorbit in Früchten). Meist findet man in Drogen Polysaccharide (Vielfachzucker wie Stärke und Zellulose).

Schleimstoffe

Diese sind auch Zuckerabkömmlinge, die zusammen mit Wasser stark aufquellen und dann einen klaren, farblosen Schleim bilden; Beispiele sind Agar-Agar, der Leinsamen, Huflattich, Eibisch und Malve.

Der Schleim legt sich als Schicht um die Schleimhäute und schützt somit lokal gegen Reizungen, so daß vorhandene Entzündungen rascher abklingen. Schleime wirken zudem leicht abführend, da sie im Darm aufquellen, eine bessere Darmfüllung bewirken und dadurch die Peristaltik anregen.

Glykoside

kommen in den Pflanzen in sehr großer Zahl vor. Sie entstehen durch die Verbindung eines Zuckermoleküls mit einem anderen Stoff (Aglykon). Durch Fermente, verdünnte Säuren oder schon durch Wasser können die Glykoside in den Zucker und das Aglykon gespalten werden. Dieses Aglykon verleiht dem Glykosid zwar seine charakteristischen Eigenschaften, richtet sich in der Wirksamkeit und Stärke der Wirkung aber weitgehend nach dem Zuckeranteil.

Man kann die Glykoside nach Ableitung und Wirkung grob so einteilen:

Phenolische Glykoside

Diese leiten sich ab von den Phenolen und deren Abkömmlingen. Hierher gehört z.B. das Arbutin in der Bärentraube oder das Vanillin.

Anthraglykoside

Sie besitzen als Aglykon Anthrachinonabkömmlinge. Die Drogen, die dieses Glykosid enthalten, sind meistens Abführmittel, z.B. Aloe, Rhabarber, Sennesblätter, Faulbaum.

Herzwirksame Glykoside

Am bekanntesten sind die herzwirksamen Glykoside der Fingerhut-(Digitalis-)Arten. Auch in einer afrikanischen Lianenart, dem Hundsgiftgewächs Stropanthus gratus, im Maiglöckchen, im Adonisröschen kommen solche herzwirksamen Glykoside vor.

Saponine

Sie sind ebenfalls glykosidische Pflanzeninhaltsstoffe; ihr Name ist abgeleitet von Sapo = Seife, weil sie in wäßriger Lösung wie Seifenlösungen schäumen.

Saponine werden therapeutisch genützt, weil sie

- die Schleimhäute reizen und deshalb expektorierend wirken (Schlüsselblume, Efeu u. a.).
- die Aktivität der Körperdrüsen erhöhen. Sie werden deshalb bei »Blutreinigungs«-Kuren eingesetzt (Brennessel, Stiefmütterchen).

Stickstoffhaltige Glykoside

Sie sind ein Nebenprodukt des Eiweißstoffwechsels. Sie sind häufig in Rosengewächsen zu finden. Am bekanntesten ist wohl das Blausäure-Glykosid Amygdalin in den bitteren Mandeln (Prunus amygdalus).

Gerbstoffe

Sie sind in der Pflanzenwelt weit verbreitet. Ursprünglich verstand man unter Gerbstoffdrogen solche Pflanzen, die zum Gerben von Tierhäuten verwendet wurden.

Heute finden solche Drogen Verwendung in der Pharmazie und Kosmetik; sie wirken adstringierend und antidiarrhöisch, weil sie das Eiweiß der Haut und der Schleimhäute so verändern, daß sie widerstandsfähiger werden und Krankheitserregern die Nahrungsgrundlage entziehen. Gerbstoffdrogen wirken dadurch reizmildernd, entzündungswidrig, trocknend auf Haut und Wunden. Wichtige Gerbstoffdrogen sind Hamamelis, Eichenrinde, Blutwurz, Myrrhe.

Bitterstoffe

Sie sind stickstofffreie, oft glykosidisch gebundene Verbindungen, die in vielen Pflanzenfamilien vorkommen. Diese Bitterstoffe erregen die Bitter-Rezeptoren der Geschmacksknospen. Dadurch werden nicht nur die Speicheldrüsen direkt, sondern auch reflektorisch die Verdauungsdrüsen angeregt und damit der Verdauungsprozeß beeinflußt. Wichtige Bitterstoffdrogen sind Enzian, Wermut, Benediktenkraut, Tausendgüldenkraut.

Alkaloide

Sie sind basische stickstoffhaltige Kohlenstoffverbindungen mit kompliziertem Aufbau. Sie haben eine ganz bestimmte, meist schwerwiegende Wirkung auf den tierischen Organismus, vielfach auf das Nervensystem. Viele Alkaloid-Drogen sind Rauschgifte. Zu dieser Gruppe gehören der Schlafmohn, das Schöllkraut, verschiedene Nachtschattengewächse, z.B. der Tabak; das Mutterkorn, die Chinarinde und die Rauwolfia.

Ätherische Öle

Sie sind flüchtige, stark riechende, dünnflüssige, ölartige Pflanzenstoffe in besonders ausgebildeten Sekretbehältern (Ölzellen). Der Name ist recht unglücklich gewählt, diese Stoffe haben weder etwas mit Äther (früher: Betäubungsmittel) noch mit den bekannten Fetten der Nahrung zu tun.

Je nach chemischem Aufbau ist die therapeutische Wirkung recht unterschiedlich. Gemeinsam haben Drogen mit ätherischem Öl eine entzündungshemmende und lokalanästhetische Wirkung. Hinzu kommt eine hautreizende Wirkung; dazu hemmen diese Öle die Entwicklung vieler unerwünschter Bakterien. Manche dieser Drogen beeinflussen das Zentralnervensystem (Baldrian) oder das Kreislaufsystem (Campher); andere sind expektorierend (Fenchel, Anis, Eukalyptus), wieder andere haben eine günstige Wirkung auf Magen und Darm (Pfefferminze, Kamille, Kümmel).

IV. Heilkräuter-ABC

Die bei uns wachsenden Heilkräuter in alphabetischer Reihenfolge

In diesem Kapitel werden Heilkräuter in alphabetischer Reihenfolge besprochen, die bei uns entweder wild wachsen oder – auch im eigenen Garten – angebaut werden.

Das wichtigste Auswahlkriterium der hier beschriebenen Pflanzen aus der Fülle der heimischen Heilkräuter war ihre zuverlässige Wirkung bei bestimmten Beschwerden. Es werden also nur solche Kräuter behandelt, die wirklich helfen, für deren Wirksamkeit zumeist auch wissenschaftliche Nachweise geführt werden.

Der Blick zurück in die Geschichte und in die Pflanzensagen soll klären, ob alte Erfahrungen bis heute fortwirken oder neuere Erkenntnisse einen Anwendungswechsel bei bestimmten Heilkräutern notwendig machen.

Zitiert wird vornehmlich aus diesen alten Kräuterbüchern:

- *Otho Brunnfelß, Kontrafayt Kreuterbuch,* Straßburg, 1532
- *Leonhart Fuchs, New Kreuterbuch,* Basel, 1543
- *Kreuterbuch des Pedacii Dioscorides,* bearbeitet von *Johannem Danzium* und *Pedro Uffenbach,* Frankfurt, 1610

Die Texte dieser bekannten Autoren wurden nur dann verändert wiedergegeben, wenn es das bessere Verständnis für heutige Leser erforderte.

Ackerschachtelhalm *Equisetum arvense*
(Zinnkraut)

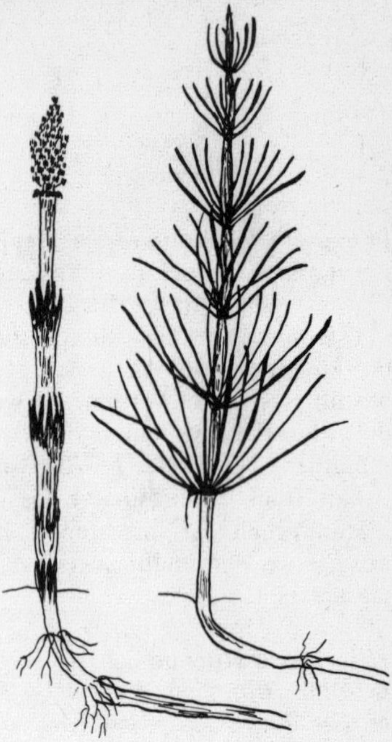

Beschreibung und Vorkommen

Wurzel, Stengel, Blatt

Kriechender Wurzelstock mit Ausläufern. Im Frühjahr erscheinen 10–20 cm hohe, unverzweigte, sporentragende Stengel. Später erscheinen 10–40 cm hohe, gefurchte, hohle, grüne Stengel mit Kränzen einfacher Zweige.

Blüte, Frucht

Keine Blütenpflanze; Vermehrung erfolgt über die Sporen aus den gelbbraunen Fruchtständen.

Vorkommen, Bemerkungen

Allgemein verbreitet, lästiges Unkraut auf dem Acker.
Wie die Farne gehört der Schachtelhalm zu den wenigen Pflanzen, die seit Urzeiten ihr Erscheinungsbild nicht geändert haben. Mehrjährig.

Verwendet werden die Sommertriebe, die im Juni/Juli gesammelt werden; sie werden gebündelt und am luftigen Ort unter häufigem Wenden getrocknet. Die Droge soll beim Trocknen ihre ursprüngliche Farbe behalten.
Inhaltsstoffe: 5–8 % Kieselsäure, die teilweise wasserlöslich ist; bis zu 5 % Saponin; daneben noch Bitterstoff und Flavone.

Was die Alten vom Schachtelhalm hielten

Dioscorides beschreibt »Krafft und Vermögen« des Schachtelhalms so:

»Die Wurzel samt dem Kraut seind gut wider den Husten und kurzen Atem, bei welchem man nur aufgerichtet atmen kann; treibt den Harn.

Die Blätter gestoßen und übergelegt heften und heilen die frischen Wunden zu.

Man sagt auch, daß die Blätter, mit Wasser getrunken, die verwundeten Därm und Blasen und die Brüch, dadurch die Därm ausfallen, zuheften und heilen.«

Man verwendete den Schachtelhalm wegen seines hohen Kieselsäuregehaltes auch als Mittel gegen die Tuberkulose; man glaubte nämlich, daß diese Krankheit durch Kieselsäuremangel hervorgerufen würde.

Später geriet diese Droge in Vergessenheit; sie wurde lediglich wegen des Kieselsäuregehaltes als Putzmittel für Zinngeschirr genutzt.

Was der Schachtelhalm wirklich leisten kann

Wie wir sahen, wurde die diuretische Wirkung des Schachtelhalms von den Alten schon früh erkannt. Sie ist auf das Zusammenwirken des Saponins und der Flavone zurückzuführen. Man sollte dieser Pflanze in der Beziehung aber nicht zuviel zutrauen; es gibt zuverlässiger wirkende pflanzliche Diuretika, die man gegen Rheuma, Harnverhalten oder Wassersucht einsetzen sollte.

Dennoch verdient der Schachtelhalm besondere Beachtung – wegen seines Kieselsäuregehaltes. In neuerer Zeit hat sich herausgestellt, daß die z. T. wasserlösliche Kieselsäure günstige Wirkungen auf das Bindegewebe hat. Dieses Gewebe findet sich in Sehnen und Bändern und überall da, wo Zellkomplexe oder Organe voneinander abzutrennen oder zu verbinden sind. Bei einer Bindegewebsschwäche können die Aufgaben dieses Gewebes nicht mehr erfüllt werden, der Austausch zwischen den Geweben wird unterbrochen. Schachtelhalmbäder oder -umschläge können nun die Durchblutung des Bindegewebes anregen, die Bindegewebsschwäche beheben und den Zellstoffwechsel anregen.

Somit ist die Anwendung des Schachtelhalms angezeigt bei Durchblutungsstörungen, Schwellungen, Beulen, Unterschenkelgeschwüren, Frostschäden, ja sogar bei Knochenbrüchen, da bei diesen Leiden eine Anregung des Gewebestoffwechsels angestrebt werden muß. Auch bei schlecht heilenden Wunden, Ekzemen und entzündeten Hämorrhoiden sollte man Schachtelhalm-Auszüge einsetzen.

Die günstigen Wirkungen des Schachtelhalms auf das Bindegewebe der Haut macht sich auch die Kosmetik bei Akne und unreiner Haut zunutze.

Zubereitung

Tee: 1 Teelöffel des getrockneten und zerkleinerten Krautes auf 1 Tasse Wasser geben, kalt 12 Stunden ausziehen lassen, abseihen; pro Tag 3 Tassen trinken.

Schachtelhalmbad: Etwa 100 g Schachtelhalmkraut 1 Stunde in heißem Wasser ziehen lassen und den Absud dem Bad zusetzen.

Hier wurde nur der Ackerschachtelhalm besprochen, meistens als Schachtelhalm bezeichnet. Es gibt mehrere Schachtelhalmarten – Sumpfschachtelhalm, Winterschachtelhalm u. a. –, die alle ähnliche Wirkungen zeigen wie der Ackerschachtelhalm.

Angelika *Angelica archangelica*
(Engelwurz, Heilig-Geist-Wurzel)

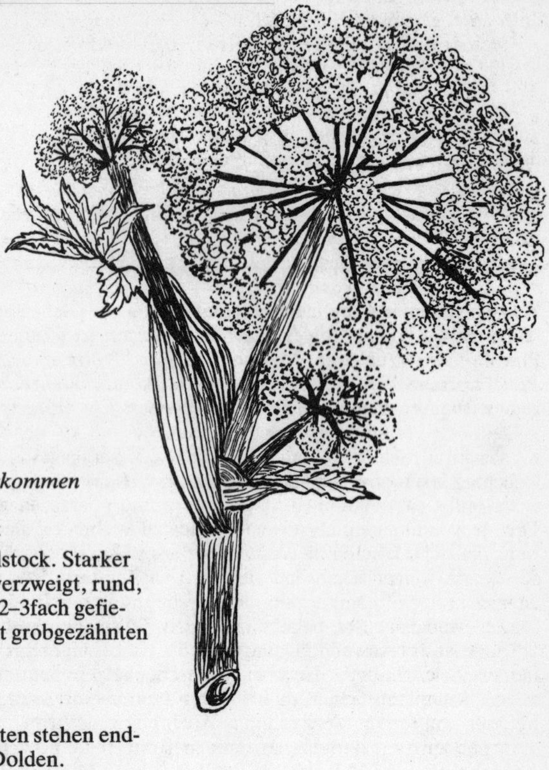

Beschreibung und Vorkommen

Wurzel, Stengel, Blatt

Kurzer, dicker Wurzelstock. Starker Stengel bis 1 m hoch, verzweigt, rund, hohl, gerippt. Große, 2–3fach gefiederte Grundblätter mit grobgezähnten Abschnitten.

Blüte, Frucht

Kleine, blaßgrüne Blüten stehen endständig in gewölbten Dolden.

Vorkommen, Bemerkungen

Feuchte Wiesen, Flachmoore, Sandstrand; wird bei uns angebaut. Die ganze Pflanze ist gelbgrün, riecht stark aromatisch.
Mehrjährig.

Verwendet wird die Wurzel, die im Herbst ausgegraben, zerschnitten und gleich schonend getrocknet wird. Kraut und Früchte der Angelika enthalten weniger wirksame Inhaltsstoffe, sie werden hier nicht besprochen.

Inhaltsstoffe: die Cumarine Xanthotoxin, Imperatorin und Umbelliferon; etwa 0,3 % ätherisches Öl, Bitterstoff.

Was die Alten von der Angelika hielten

In der Volkssage wird Angelika – hier Erzangelika genannt – als hochwirksames Zaubermittel gerühmt; sie vertreibt Hexen, Druden, Geister und Kobolde, sie hilft auch gegen den Hexenschuß.

Dioscorides schreibt der Engelwurz diese »Krafft und Vermögen« zu:

»Die Wurzel, Blätter und Same haben eine Krafft, damit sie erwärmen. Die Wurzel, getrunken, ist gut wider der Schlangen Biß, wider den Husten, kurzen und schweren Atem.

Die Wurzel, gestoßen wie ein Pulver und übergelegt, vertreibt die frische und hitzige Geschwulsten und bringt die Wunden bis an die Zuheilung.

Die Wurzel wie ein Zäpflein angebracht, bringt ein Mißgeburt.

Der Same ist gut wider die Gebrechen der Milz, Nieren und Blasen, treibt die Monzeit (Menstruation) der Frau sampt der anderen Geburt (Nachgeburt).

Sänftigt die windigen Aufblähungen des Magens, treibt den Schweiß und ist sonderlich gut den Wassersüchtigen.«

Otho Brunnfelß fügt dem noch hinzu:

»Angelika-Wasser ist das alleredelst Wasser für die Pestilenz, das man haben mag. So einen die Pestilenz oder pestilenzisches Fieber anstoßt, der nehme des Wassers 2 Lot, ein Quentlin Theriak, ein halbes Lot Essig und meng das untereinander, trink es dann vorm Schlafengehen.«

Was die Angelika wirklich leisten kann

Die Anwendungsgebiete der Angelika haben sich bis heute gründlich verschoben. Als aromatische Bitterstoffdroge wirkt Angelika anregend auf den Magen, fördert die Magensaftabsonderung und sorgt für eine bessere Eigenbewegung des Magens.

Die Cumarine der Engelwurz stellen zudem eine wertvolle Hilfe dar bei Darmbeschwerden, bei Blähungen und auch bei Gallenstörungen. Sie sind daneben noch beruhigend und appetitanregend. Man findet deshalb die Engelwurz in vielen Teemischungen zusammen mit Wermut, Benediktenkraut u.a., die bei Magen- und Darmbeschwerden zum Einsatz gelangen.

Erwähnenswert ist vielleicht noch, daß die Engelwurz große Bedeutung für die Zubereitung von Magenbittern und feinster Liköre, wie Benediktiner und Chartreuse, erlangt hat. Auch hier kann seine »magenfreundliche« Wirkung zum Zuge kommen. Außerdem ist die Engelswurz Bestandteil des Schneeberger Schnupftabaks.

Zubereitung

Etwa 1 Teelöffel dieser getrockneten und zerkleinerten Drogenwurzel auf 1 Tasse kochendes Wasser geben, kurz ziehen lassen und abseihen. Von diesem Tee 3mal täglich 1 Tasse trinken; zur Appetitanregung vor, sonst nach dem Essen trinken.

Anis *Pimpinella anisum*

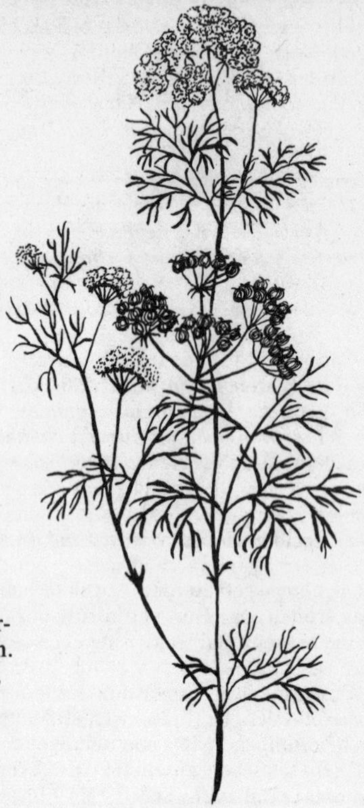

Beschreibung und Vorkommen

Wurzel, Stengel, Blatt

Spindelförmige Wurzel. Der oben verzweigte Stengel wird bis zu 50 cm hoch. Untere Blätter ungeteilt und gezähnt, obere Blätter 3fach gefiedert.

Blüte, Frucht

Kleine, weiße Blüten in mehrstrahligen Dolden, Eiförmige weichbehaarte Früchte, riechen stark aromatisch.

Vorkommen, Bemerkungen

Die Droge stammt aus dem Mittelmeerraum, wird bei uns angebaut. Einjährig.

Verwendet wird die Frucht. Der bei uns kultivierte Anis wird zu Beginn der Fruchtreife geerntet und kurz danach gedroschen. Die Körner werden in schattigen, luftigen Räumen in dünner Schicht zum Trocknen ausgebreitet.

Inhaltsstoffe: 2–6% ätherisches Öl, zu 80% aus Anethol bestehend, dem Geschmacks- und Geruchsträger des Anis; daneben fettes Öl, Cholin und Cumarine.

Was die Alten vom Anis hielten

Der Volksglaube schrieb dem Anis, wie allen stark riechenden Kräutern, besondere Kräfte zu: er hilft gegen das Alpdrücken, wenn man ihn unter das Kopfkissen legt, und verschafft angenehme Träume. Wer sich mit Aniswasser wäscht, behält sein jugendliches Aussehen.

Leonhart Fuchs gibt dem Anis diese *»Krafft und Würckung«:*

»Anissamen macht einen geringen und wohlschmeckenden Atem.

Ist nutz den Wassersüchtigen und vertreibt das Aufblähen des Bauches.

Ist auch gut zu den giftigen Tieren, auf ihre Biß gelegt.

Weiter so bringt Anis den Weibern die Milch und mehret die Lust zur Unkeuschheit. Dieser Same macht Lust zu essen und stillet das Aufstoßen.

Anis in ein Kissen getan und vor die Nase gehängt und daran geschmeckt, vertreibt die bösen Träume.«

Was Anis wirklich leisten kann

Von all den Anwendungen, die früher dem Anis zugeschrieben wurden, ist bis heute nur geblieben: *»... und vertreibt das Aufblähen des Bauches.«* Das ätherische Öl des Anis wirkt entspannend auf die glatte Muskulatur des Magen- und Darmtraktes und der Gallenwege. In seiner karminativen (blähungstreibenden) Wirkung wird Anis nur noch vom Kümmel übertroffen. Man wird also bei chronischen Blähungen, Völlegefühl, beginnenden Koliken zum Anis greifen, um diese unangenehmen Beschwerden zu beseitigen. Anis kann allerdings die Ursachen dieser Krankheiten nicht heilen; um die herauszufinden und entsprechend zu behandeln, muß man den Arzt hinzuziehen.

Wegen seiner eindeutig karminativen Wirkung und auch wohl wegen seines angenehmen Geschmacks wird Anis gern stark wirkenden Abführmitteln zugesetzt, um das durch sie hervorgerufene Bauchgrimmen zu verhindern.

Ein weiteres Anwendungsgebiet des Anis ergibt sich aus seiner expectorierenden (schleimlösenden) Eigenschaft. Die ätherischen Öle des Anis gelangen über die Darmzotten ins Blut und werden von dort teilweise an die Bronchien abgegeben. Dort löst es den Bronchialschleim und entkrampft gleichzeitig die feinsten Muskeln der Bronchien; das Abhusten wird so erleichtert. Zum anderen erfolgt die schleimlösende Wirkung reflektorisch über die Reizung der Magennerven. Bei all diesen Wirkungen ist die antiseptische Wirkung des ätherischen Öls zudem noch von Vorteil.

Beim Husten muß zwischen trockenem und feuchtem Husten unterschieden werden. Anis und alle in diesem Buch beschriebenen Husten-Kräuter sind in der Lage, bei trockenem Husten die Schleimlösung zu bewirken und dadurch das Abhusten des Schleims zu ermöglichen. Beim feuchten Husten ist darauf zu achten, daß durch bestimmte Medikamente der Schleimauswurf nicht unterbunden wird. Dieser festsitzende Schleim bildet sonst einen idealen Nährboden für eine Unzahl gefährlicher Bakterien.

Zu bemerken ist noch, daß Anis als Küchengewürz bekannt und geschätzt ist. Zur Bereitung von Likören werden ebenfalls große Mengen von Anis verarbeitet.

Zubereitung

1 Teelöffel pulverisierte Anisfrüchte auf 1 Tasse Wasser geben (kochend), kurz ziehen lassen, abseihen; 2–3mal 1 Tasse trinken.

Arnika *Arnica montana*
(Wohlverleib)

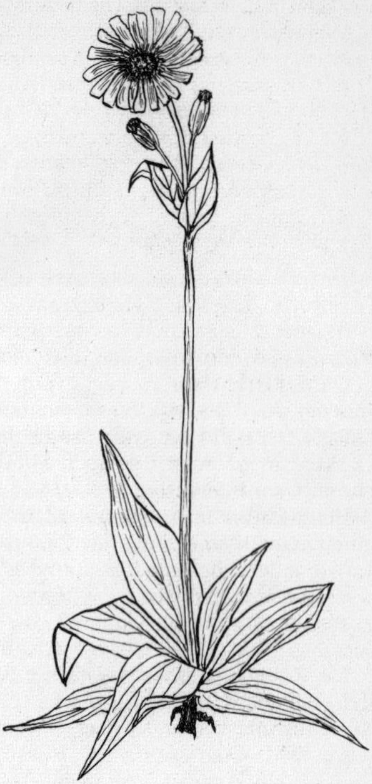

Beschreibung und Vorkommen

Wurzel, Stengel, Blatt

Kriechender Wurzelstock. Bis zu 40cm hoher, unverzweigter, haariger Stengel. Ganzrandige, verkehrteiförmige Grundblätter in Rosette stehend. 2 Blätter gegenständig etwa in Mitte des Stengels.

Blüte, Frucht

Große, endständige, gelborangenfarbene Korbblüte mit orangefarbenen Randblüten mit 3 Zähnchen.

Vorkommen, Bemerkungen

Heide, trockene Alpenwiesen.
Die Pflanze ist leicht an den beiden Blättern etwa in der Mitte des Stengels zu erkennen.
Ausdauernd.

Verwendet werden Blüte und Wurzel. Die Blüten werden im Juni/Juli gesammelt, die Wurzeln werden im Frühjahr ausgegraben, gereinigt und getrocknet. Man kann die Blüten auch unmittelbar nach dem Pflücken zur Tinktur ansetzen.

Inhaltsstoffe: in der Blüte 4% Bitterstoff Arnicin, geringe Mengen ätherisches Öl, Glykoside, Gerbstoff, eine herzwirksame Substanz, eine adrenalinähnliche Substanz. In der Wurzel bis zu 2% ätherisches Öl, Arnicin, Gerbstoff, Schleimstoffe.

Was die Alten von der Arnika hielten

In den Volkssagen spielt Arnika nur eine untergeordnete Rolle. In manchen Gegenden diente sie als Mittel, um Hagel und Gewitter abzuhalten. Es gibt Berichte aus Sachsen, nach denen Arnika schon im Mittelalter als Heilpflanze hochgerühmt war. Sie wurde vom *»gemeinen Volke gebraucht, so jemand hoch hinunter gefallen war oder sich sonst etwa mit Arbeit verletzt habe. Nehmen eine Handvoll, sieden's in Bier, trinken des Morgens einen Trunk davon warm, decken sich zu und schwitzen.«*

Im 17. Jahrhundert verwendete man sie als Mittel gegen fiebrige Erkrankungen, Rheuma und Gicht; zudem wurde sie als Liebesmittel gebraucht.

Was die Arnika wirklich leisten kann

Vielerorts wird die Arnika noch heute als Universalheilmittel angepriesen, ein Anspruch, dem keine Heilpflanze gerecht werden kann. Man muß sich auf die wirklichen Heilkräfte dieser Pflanze besinnen – und die liegen eindeutig in ihrer Fähigkeit, Prellungen, Quetschungen, Zerrungen und Blutergüsse zu heilen.

Diese Beschwerden, auch als Sportverletzungen zusammengefaßt, beruhen vielfach auf Durchblutungsstörungen. Die Inhaltsstoffe der Arnika fördern – äußerlich angewandt – die Durchblutung der Haut und der darunterliegenden Gewebe. Bei Verabreichung zu hoher Dosen kommt es allerdings zu Hautrötungen und sogar zur Blasenbildung.

Bei Sportverletzungen und auch bei schlecht heilenden Wunden bereitet man einen Arnika-Umschlag vor, den man locker anbringt. Dazu darf man niemals wasserundurchlässiges Material, wie Plastik o. ä. verwenden, da dann ein feuchtwarmes Milieu entsteht, das Entzündungen eher begünstigt. Richtig ist es, ein Leinentuch oder eine Mullbinde mit Arnika-Tinktur zu tränken, locker aufzulegen und mit einem trockenen Tuch abzudecken.

Die Zahnheilkunde bedient sich der Arnika bei Mund- und Zahnfleischerkrankungen. Die durchblutungsfördernde und hautrötende Wirkung mit deutlichem Wärmegefühl kann man auch zu Einreibungen bei rheumatischen und neuralgischen Schmerzen nutzen.

Ein weiteres Anwendungsgebiet der Arnika – diesmal innerlich verwendet – ist das Kreislaufsystem. Es konnte nachgewiesen werden, daß Arnika das Gefäßsystem mit deutlicher Wirkung auf die Herzkranzgefäße und den peripheren Kreislauf beeinflußt. Ähnlich wie der Weißdorn ist ihre Verwendung bei geschwächtem Herzen angezeigt.

Innerlich müssen Arnikapräparate mit Sorgfalt verwendet werden, denn bei zu hoher Dosierung kommt es zu Reizerscheinungen im Magen-Darm-Kanal und auch zu Vergiftungen, die bis zu Atemstörungen und zum Kollaps führen können. Bei Beschwerden infolge von Überdosierung der Arnika soll man sofort eine Magenentleerung durch Erbrechen herbeiführen und den Arzt rufen.

Zubereitung

Arnika-Tinktur aus der Apotheke wird im Verhältnis 1:5 mit Wasser verdünnt und zu Umschlägen, Einreibungen und Gurgelwasser gebraucht.

Arnika-Tee zur inneren Anwendung: 1 Teelöffel zerkleinerte Blüten und Wurzeln auf 1 Tasse kochendes Wasser geben, kurz ziehen lassen und abseihen; von diesem Tee 1, höchstens 2 Tassen täglich trinken.

Augentrost *Euphrasia officinalis*
(Milchdieb, Wegleuchte)

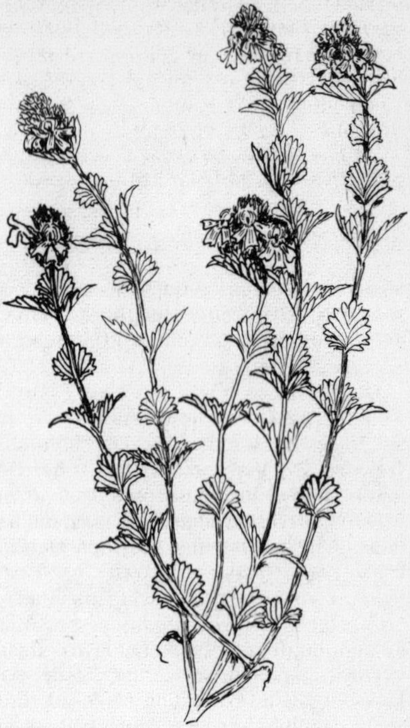

Beschreibung und Vorkommen

Wurzel, Stengel, Blatt

Stengel verzweigt, bis zu 30 cm hoch. Blätter gegenständig, breiteiförmig, zugespitzt, gezähnt.

Blüte, Frucht

Weiße Rachenblüten in ährigem Blütenstand. Oberlippe violett, Unterlippe hat weißen Fleck.

Vorkommen, Bemerkungen

Wegränder, Weiden, Wiesen. Mehrjährig.

Verwendet wird das blühende Kraut, das im August/September gesammelt und an luftigem Ort zum Trocknen aufgehängt wird.

Inhaltsstoffe: das Glykosid Aucubin und verwandte Glykoside, 0,15% ätherisches Öl, Bitterstoffe, etwa 5% Gerbstoffe.

Was die Alten vom Augentrost hielten

Augentrost wächst häufig auf Weiden; er wurde früher »Milchdieb« genannt, weil er erst dann in voller Blüte steht, wenn die anderen Weidepflanzen längst verblüht sind und die Kühe deshalb weniger Milch geben. Zudem ist er ein Halbschmarotzer, der bei massenhaftem Auftreten den Grünlandertrag beachtlich schmälern kann. In der Heilkunde wurde der Augentrost seit alters her in erster Linie zur Behandlung von Augenleiden herangezogen.

Leonhart Fuchs berichtet über seine *»Krafft und Würckung«:*

»Augentrost braucht man zu dunklen Augen und dem Star, zerstoßen und übergelegt oder in Wein gesotten.

Er kräftigt auch das Gedächtnis und wiederbringt dasselbige, so man's zu Pulver stoßt und in weißem, lauteren Wein einnimmt.

Er ist auch denen, so die Geelsucht haben, sehr dienlich, so man's in Wein siedet und warm trinkt.

Fürtrefflich aber ist er nützlich zu dem Gesichte, welches klar und lauter wird, so der Saft davon in die Augen getan wird.«

Was der Augentrost wirklich leisten kann

Die Wissenschaft äußert sich nicht zu dieser Droge, vielleicht weil man die Wirkung der Inhaltsstoffe des Augentrostes nicht erklären kann. Es können hier also nur Erfahrungen aus der Volksmedizin wiedergegeben werden. Dort wendet man den Augentrost in gleicher Weise an, wie es schon von Leonhart Fuchs beschrieben wurde, vornehmlich als Augenwasser bei entzündeten Augen und bei Ermüdungserscheinungen der Augen.

Augentrost-Umschläge bringen wirklich Hilfe bei vielerlei Entzündungen der Augen, bei Lidrandentzündungen, Gerstenkorn, Bindehautentzündungen, auch bei lichtempfindlichen Augen. Der Augentrost ist somit ein hervorragendes Hausmittel, das bei Empfindlichkeit der Augenschleimhäute eingesetzt werden sollte. Auch bei solchen Augenleiden, die mit steigendem Alter häufiger auftreten: Tränen der Augen bei Aufenthalt in zugigen, rauchigen Räumen, bei starkem Wind usw. Sicherlich ist der Augentrost kein Allheilmittel bei allen Augenleiden; auf keinen Fall sollte er bei grünem Star, der ebenfalls von entzündlichen Zuständen der Augen begleitet ist, eingesetzt werden; gleiches gilt bei Entzündungen der Regenbogenhaut oder der Aderhaut. Hier muß in jedem Fall der Augenarzt aufgesucht werden.

In vielen »volkstümlichen« Kräuterbüchern wird dem Augentrost noch viel mehr zugetraut; er soll ein gutes Magenmittel sein, bei Darmkrankheiten und auch bei Erkältungen helfen. Für diese Beschwerden gibt es gewiß besser wirkende Kräuter. Zudem ist noch zu berücksichtigen, daß das im Augentrost enthaltene Aucubin giftig ist und somit bei häufiger innerlicher Anwendung unangenehme Nebenwirkungen haben kann.

Zubereitung

Für die äußerliche Anwendung zu Umschlägen: 1 Teelöffel der zerkleinerten Droge auf 1 Tasse Wasser zum Kochen bringen, kurz ziehen lassen, abseihen, erkalten lassen und zu Umschlägen gebrauchen.

Bärentraube *Arctostaphylos uva-ursi*
(Wolfs-, Sand-, Moosbeere)

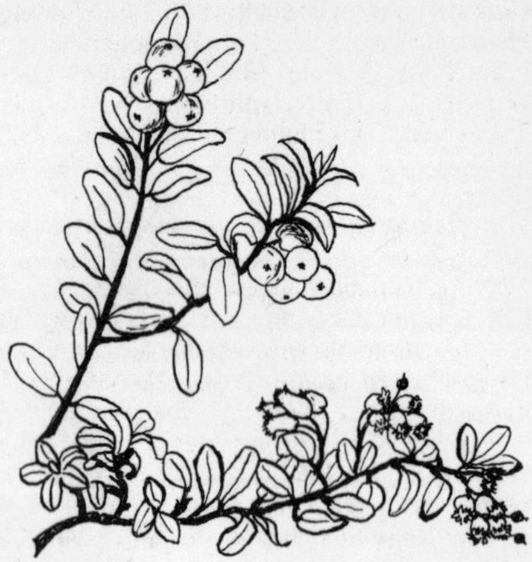

Beschreibung und Vorkommen

Wurzel, Stengel, Blatt
Ästiger Strauch, lang hingestreckt. Blätter verkehrt eiförmig, ganzrandig lederartig, immergrün, unterseits netzadrig.

Blüte, Frucht
Kleine, weißliche oder rötliche Blüten in endständiger Traube. Beeren scharlachrot, glatt, ähneln Preiselbeeren.

Vorkommen, Bemerkungen
Strauch bedeckt weite Flächen in trokkenen Kieferwäldern Norddeutschlands und auf Heiden der Alpen. Ausdauernde, immergrüne Pflanze. Verwechslung mit Preiselbeere möglich, diese leicht zu erkennen an rostroten Flecken an der Blattunterseite.

Verwendet werden die Blätter, die im Herbst gesammelt werden. Blätter werden in warmen, luftigen Räumen in dünner Schicht ausgebreitet und unter häufigem Wenden getrocknet.

Inhaltsstoffe: 6–17% Arbutin (Hydrochinonglykosid) und Methylarbutin als Hauptwirkstoffe; daneben noch Gerbstoffe und Flavonglykoside.

Was die Alten von der Bärentraube hielten

Weder die Volkssagen noch die alten Arzneibücher wissen etwas über die Bärentraube zu berichten. Erst im 19. Jahrhundert wird sie in den Pharmakopöen (amtliche Arzneimittelbücher) als Mittel gegen Leiden der Harnwege aufgeführt.

In Schweden und Rußland wurden Bärentraubenblätter zum Gerben gebraucht. Die Blätter wurden auch unter den Rauchtabak gemischt, da sie dem Tabak einen angenehmen Geschmack gaben.

Was die Bärentraubenblätter wirklich leisten können

Neuere Untersuchungen bestätigen, daß Bärentraubenblätter ein wirksames Mittel gegen Erkrankungen der Harnwege und des Nierenbeckens darstellen; sie sind harntreibend und wirken aufgrund ihrer nachgewiesenen antibakteriellen Eigenschaften desinfizierend. Nieren und Harnwege werden gut durchspült, so daß sich keine Krankheitskeime ansiedeln können.

Besonders bei chronischen Harnröhrenkatarrhen und entzündlichen Blasenkrankheiten ist der Einsatz der Bärentraube angezeigt. Wegen seiner hervorragenden Wirkung wurde diese Droge in viele Teemischungen aufgenommen, die gegen Blasenleiden, Steinleiden und Harnröhrenerkrankungen eingesetzt werden.

Es muß darauf hingewiesen werden, daß nach Einnahme von Bärentraubenblättertee das Glykosid Arbutin in Glukose und Hydrochinon gespalten wird. Dieses Hydrochinon – der eigentliche Wirkstoff – färbt den Urin braun. Wichtig ist nun, daß diese Spaltung nur im alkalischen Bereich ablaufen kann. Man muß also während der Behandlung verhindern, daß der Urin nach Verzehr von Obstsäften, Sauerkraut o. ä. saure Reaktion bekommt. Ausschließen kann man mit Sicherheit die unerwünscht saure Reaktion des Harns durch zusätzliche Einnahme von Natriumhydrogenkarbonat (Natron). Nach Abschluß der Behandlung bekommt der Urin wieder seine normale Farbe.

In neuerer Zeit wird die Bärentraube mehr und mehr durch Antibiotika verdrängt. Vielleicht sollte man sich aber im Wissen um die negativen Seiten einer Antibiotikabehandlung wieder auf die Bärentraube besinnen – zumindest dann, wenn es sich um leichtere Formen von Entzündungen des Harnapparates handelt.

Zubereitung

2 Teelöffel getrocknete und zerkleinerte Bärentraubenblätter mit 1 Tasse Wasser über Nacht kalt ausziehen lassen; 2–3 Tassen täglich trinken. Es empfiehlt sich nicht, den Auszug mit kochendem Wasser zu bereiten, da dann zuviel Gerbstoff herausgelöst wird. Der gibt dem Tee nicht nur einen unangenehmen Geschmack, er führt bei empfindlichen Patienten auch zu Erbrechen und Übelkeit. Bei längerem Gebrauch können zudem Hydrochinonvergiftungen auftreten.

Baldrian *Valeriana officinalis*
(Katzenkraut, Hexenkraut)

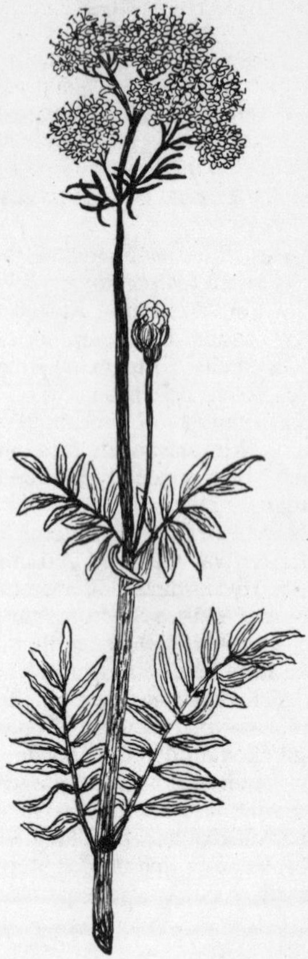

Beschreibung und Vorkommen

Wurzel, Stengel, Blatt
Stark verzweigter, faseriger Wurzelstock. Bis zu 1 m hoher, einfacher, gefurchter Stengel. Gegenständige, gefiederte Blätter; Teilblätter lanzettlich, schwach gezähnt oder ganzrandig.

Blüte, Frucht
Kleine, rötliche oder weißliche Blüten in endständiger Doldenrispe, Blumenkrone 4–5 mm breit.

Vorkommen, Bemerkungen
Feuchte Wiesen, Auenwälder, felsige Abhänge. Wird angebaut.
Ganze Pflanze riecht beim Trocknen unangenehm. Ausdauernd.

Verwendet wird die Wurzel, die im Herbst ausgegraben wird. Man entfernt Erde und Wurzelfasern und hängt die Wurzel in einem luftigen, nicht zu kalten Raum gebündelt auf. Bekannt ist, daß der Baldriangeruch Katzen anlockt; diese müssen vom Trockengut ferngehalten werden.

Inhaltsstoffe: bis zu 1,5 % ätherisches Öl mit Valerensäure; bis zu 2 % Valepotriate, denen man die beruhigende Wirkung zuschreibt; daneben noch Alkaloide und Cholin.

Was die Alten vom Baldrian hielten

In den Büchern, die von alten Pflanzensagen berichten, kann man lesen, daß der Baldrian schon in den Mythen der Germanen eine große Rolle spielte. Der Name Hexenkraut weist darauf hin, daß man Baldrian für ein wirksames Mittel gegen Hexen und Verzauberung hielt. Der Bräutigam sollte bei der Hochzeit Baldrian bei sich tragen, um vor Hexen und ihrem Zauber sicher zu sein. Weiterhin glaubte man, daß der Baldrian den Zauber von der verhexten Milch nehmen könne; man goß die Milch durch einen Kranz von Baldrian, und schon ließ sie sich ohne Schwierigkeiten verbuttern.

Otho Brunnfelß beschreibt die *»Kräfft und Juvamenten«* des Baldrians so:

»Gepulverisiert und getrunken treibt er den Harn. Gekocht in Wasser oder Wein tut desgleichen.

Reinigt die Augen, nach dem Bade ein Tüchlein genetzt und übergelegt; zieht Hitz, Dämpf und Rauch nach dem Bade heraus.

Macht holdselig, eins und friedsam, wo zwei des Wassers aus einem Geschirr trinken.«

Was der Baldrian wirklich leisten kann

Von den beschriebenen Anwendungen ist bis heute geblieben »... *Macht holdselig, eins und friedsam*...«. Die neueren Forschungsergebnisse weisen dem Baldrian eindeutig dieses Anwendungsgebiet zu: »nervöse Beschwerden«, »Schlafstörungen«, »Abgespanntheit als Folge von Streß und Reizüberflutung«.

Bei diesen Zuständen und den daraus resultierenden Beschwerden, wie Kopfweh, Erregungszustände, Neurasthenie u. a. wirkt Baldrian als mildes Sedativum. Dabei hat Baldrian den großen Vorteil, nicht ermüdend zu wirken; im Gegenteil, er macht munter, steigert die Konzentrationsfähigkeit und das Leistungsvermögen. Die Valepotriate und die Valerensäure unterstützen durch ihre spasmolytische Wirkung noch diesen Effekt.

All diese Eigenschaften machen Baldrian zu einem idealen Mittel, dem Streß unserer hektischen Zeit entgegenzuwirken. Man sollte in den oben beschriebenen Situationen nicht mit chemischen Mitteln »Beruhigung« erzwingen – Baldrian tut's ohne die gefährlichen Nebenwirkungen!

Hervorzuheben ist unbedingt noch die Wirkung des Baldrians bei nervös bedingten Schlafstörungen. Baldriantinktur in der richtigen Menge, vielleicht zusammen mit Hopfenauszügen, abends vor dem Schlafengehen genommen, bringt bald die zum Einschlafen nötige Entspannung. Wichtig ist noch, daß bei der Anwendung dieser Droge keine Gewöhnung zu befürchten ist.

Zubereitung

Wer die umständliche Prozedur des Baldriansammelns, Reinigens und Trocknens auf sich nehmen will, sollte das durchaus tun. Ansonsten greife man auf den Baldriantee aus der Apotheke zurück. Davon nimmt man 2 Teelöffel auf 1 Tasse heißes Wasser und läßt zugedeckt einige Stunden ziehen, von diesem Auszug trinkt man täglich 2–3 Tassen.

Wird Baldriantinktur bevorzugt, sollte man täglich 2–3mal mindestens 30 Tropfen nehmen, am besten auf einem Stück Würfelzucker.

Wichtig ist also, daß man die Baldriandosis reichlich zumißt, sonst tritt die beruhigende Wirkung nicht ein.

Beinwell *Symphytum officinale*
(Wallwurz, Schwarzwurz, Komfrey)

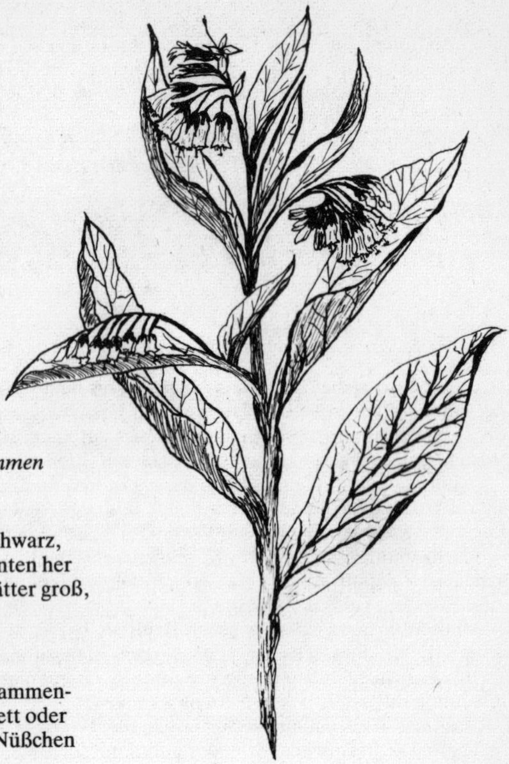

Beschreibung und Vorkommen

Wurzel, Stengel, Blatt

Kräftige Wurzel, außen schwarz, innen weiß. Stengel von unten her ästig, 30–100 cm hoch. Blätter groß, lanzettlich-oval, behaart.

Blüte, Frucht

Blüten zu 5 im Wickel zusammenstehend, glockig, rosaviolett oder gelblichweiß. Frucht in 4 Nüßchen zerfallend.

Vorkommen, Bemerkungen

Feuchte Wiesen, schattige Plätze, Wegränder, Bachufer.
Ausdauernd.

Verwendet wird die Wurzel, die im Frühjahr oder Herbst ausgegraben wird. Sie kann nach gründlicher Reinigung entweder frisch verwendet oder getrocknet in Sand eingeschlagen gelagert werden.

Inhaltsstoffe: Allantoin (Purinderivat), ca. 5% Gerbstoff, Cholin, Schleimstoffe, Glykoside.

Was die Alten vom Beinwell hielten

Schon seit alters her ist Beinwell ein geschätztes Wundheilmittel. *Leonhart Fuchs* schreibt über ihn:

»Die Wurzel der Wallwurz gesäubert, in Wein oder Wasser gesotten und getrunken, ist nützlich denen, so Blut speyen. Sie ist auch trefflich gut zu allen Wunden, weil sie sehr heilsam sind.«

»Ein Pflaster daraus gemacht und über die frischen Wunden gelegt, heftet dieselben zusammen. Wenn sie mit Fleisch gesotten wird, wachsen die Stücke wieder zusammen«, wie *Dioscorides* schreibt.

»Die Wurzel mit Creutzwurz zerstoßen und übergelegt, löschen die Hitz des Afters.

Diese Wurzel zerstoßen und übergelegt heilet die Brüch.

In Summa, die Wurzel ist nützlich zu allerlei Wunden und Beinbrüchen, darum sie bei den Wundärtzten in großen Ehren soll gehalten werden.«

Was der Beinwell wirklich leisten kann

Die Kenntnisse der Alten um die wundheilenden Kräfte des Beinwell gerieten lange Zeit in Vergessenheit. Der englische Arzt MacAlister konnte die Wirkungen des Beinwell im Jahre 1912 aufs neue bestätigen. Seitdem wird die Wurzel vornehmlich in Form von Salben bei Knochenhautentzündungen, Sportverletzungen u. ä. eingesetzt.

Auch bei Knochenbrüchen leistet diese Droge wertvolle Dienste, da der Allantoingehalt des Beinwell die Kallusbildung fördert und somit zu einem schnelleren Heilerfolg führt.

Neuerdings konnte auch bestätigt werden, was man früher schon wußte: Beinwell hilft auch bei eitrigen Wunden, Unterschenkelgeschwüren – kurz bei schlecht heilenden Wunden; er ist insofern der Heilwirkung der Arnika vergleichbar. Das Allantoin des Beinwell löst die Absonderungen der Wunden auf, verflüssigt den Eiter und kann so den Heilerfolg beschleunigen. Ein Versuch mit Beinwellpräparaten ist dort anzuraten, wo andere Mittel versagen – natürlich nur unter Aufsicht eines Arztes.

Zubereitung

Wenn man nicht auf die im Handel erhältlichen Beinwellsalben zurückgreifen will, kann man sich folgenden Beinwell-Auszug selbst herstellen: 100 g der getrockneten Beinwellwurzel auf ½ l Wasser geben, 15 Minuten kochen lassen, abseihen; diesen Auszug zu Umschlägen benutzen. Zur richtigen Verwendung solcher Umschläge wurden unter »Arnika« einige Bemerkungen gemacht.

Benediktenkraut *Cnycus benedictus*

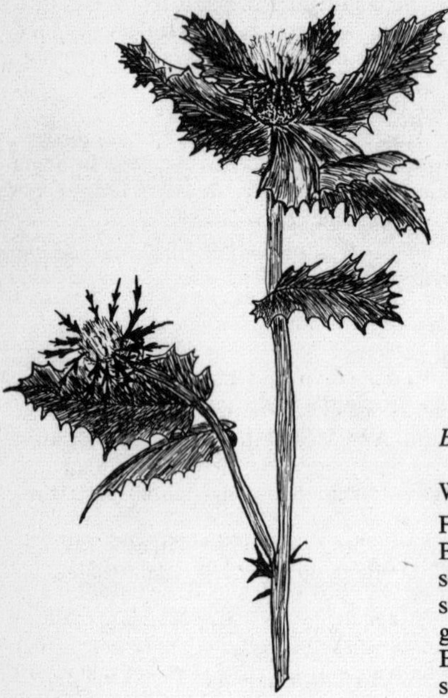

Beschreibung und Vorkommen

Wurzel, Stengel, Blatt

Fünfkantiger, bis 70 cm hoher Stengel. Blätter schrottsägeförmig, wollig, mit schwachen, kleinen Stacheln; Blätter stehen in Grundrosette; auf den großen Blättern hervorstehende weiße Blattnerven, die oberen Blätter stengelumfassend.

Blüte, Frucht

Gelbe, endständige Blütenkörbchen. Hüllblätter laufen in lange rötliche Dornen aus.

Vorkommen, Bemerkungen

Benediktenkraut ist im Mittelmeerraum zu Hause, wird bei uns angebaut, kommt auch verwildert vor an Bachufern, auf feuchten Wiesen.
Pflanze ähnelt den bekannten Wilddisteln.
Einjährig.

Verwendet wird das Kraut, das zur Blütezeit im Juni/Juli gesammelt wird.

Inhaltsstoffe: Bitterstoff Cnycin mit antibiotischer Wirkung; ferner Schleim, ca. 8 % Gerbstoff, ätherisches Öl mit antibakterieller Wirkung, andere Bitterstoffe.

Was die Alten vom Benediktenkraut hielten

Als »begnadete Distel« oder »Gottesgnadenkraut« genoß diese Pflanze seit dem Altertum als Heilkraut und auch als Zaubermittel hohes Ansehen. Die Mädchen benutzten sie, um herauszufinden, wer ihr künftiger Ehemann sei. Wenn man Benediktenkraut ausgrub, mußte man einen bestimmten Spruch hersagen, ihn dreimal weihen lassen, ihn unter der Schwelle des Hauses vergraben, dann war man vor dem Teufel und allen bösen Geistern geschützt.

Leonhart Fuchs beschrieb *»Krafft und Würckung«* dieser Droge so:

»Die Blätter dieser Distel und der Same, zerstoßen mit Pfeffer und Wein getrunken, seind nützlich denen, so vom Skorpion gestochen werden. Es seind auch etliche, die schreiben, daß die, die vom Skorpion gestochen seind, keinen Schmerz empfinden, alslang sie diese Kräuter in der Hand halten.

Benediktenkraut benimmt allerlei innerliche Verstopfung, treibt den Harn, bricht den Stein, heilet die Geschwär, fürnehmlich der Lungen.

Dieses Kraut ist bewährt wider allerlei Gift. Darum ist es zur Zeit der Pestilenz sehr nützlich zu gebrauchen, denn es bewahrt vor dieser Krankheit.«

Otho Brunnfelß traute dieser Droge noch mehr zu:

»Stärket das Gedächtnis. Benimmt den Schwindel und stärket das Hirn. Vertreibt das Beißen und Jucken der Augen. Ist gut für das Abnehmen.«

Was das Benediktenkraut wirklich leisten kann

Der Einsatz dieser Bitterstoffdroge beschränkt sich heute zumeist auf den Bereich der Volksmedizin, und hier hat sie sich bei der Behandlung von Magen- und Darmleiden einen guten Namen gemacht. Die Wirkstoffe des Benediktenkrautes aktivieren die Magensaftabsonderung, stärken den »schwachen Magen«, erhöhen die Eigenbeweglichkeit des Magens und verbessern damit die Verdauung. Auch bei Leber- und Gallenbeschwerden wird es eingesetzt, da es vor allem die Gallesaftproduktion fördert.

Benediktenkraut findet man deshalb auch in vielen Teemischungen, die als Magenmittel, bei Leber- und Gallenleiden, als Appetitanreger und als allgemein verdauungsfördernd zum Einsatz kommen.

Das Benediktenkraut wird noch mehr Beachtung finden, wenn seine antibakteriellen Eigenschaften besser genutzt würden. Etwa bei Darmbeschwerden, die durch bestimmte Schadbakterien verursacht werden, oder auch bei der Wundbehandlung kann man mit dieser Droge gute Heilerfolge erzielen.

Zubereitung

Bis zu 5 g des zerkleinerten und getrockneten Krautes mit 1 Tasse kochendem Wasser übergießen und abseihen. Von diesem Tee 3–4mal täglich 1 Tasse trinken.

Bibernelle, kleine *Pimpinella saxifraga*
Bibernelle, große *Pimpinella major*

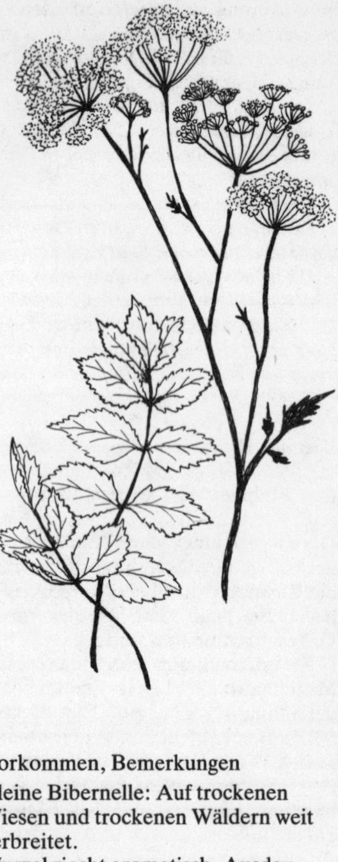

Beschreibung und Vorkommen

Wurzel, Stengel, Blatt

Kleine Bibernelle: Lange, dicke Pfahlwurzel. Verzweigter Stengel bis zu 50cm hoch, rund, gerillt, oben fast blattlos. Grundblätter gefiedert, Teilblätter eiförmig, gezähnt.
Große Bibernelle: Stengel bis 1m hoch, kantig, gefurcht, bis oben beblättert; Blätter einfach gefiedert, Teilblätter länglich, stark gesägt, glänzend.

Blüte, Frucht

Kleine Bibernelle: Weiße Blüten in zusammengesetzten Dolden, Griffel länger als Fruchtknoten.
Große Bibernelle: Zusammengesetzte Dolde, Blüten weiß, Griffel länger als Fruchtknoten.

Vorkommen, Bemerkungen

Kleine Bibernelle: Auf trockenen Wiesen und trockenen Wäldern weit verbreitet.
Wurzel riecht aromatisch. Ausdauernd.
Große Bibernelle: Gebüsch, Waldrand, Wiesen.
Wurzel riecht aromatisch.
Ausdauernd.

Verwendet wird die Wurzel, die im Frühjahr oder Herbst ausgegraben, gründlich gereinigt und am luftigen, warmen Platz getrocknet wird.

Inhaltsstoffe: 0,4% ätherisches Öl, mehrere Cumarine, darunter Pimpinellin, Umbelliferon und Bergapten; etwa 1% Gerbstoff, Saponin.

Was die Alten von der Bibernelle hielten

Die Bibernelle wurde häufig in den Pestsagen als rettendes Heilkraut gepriesen. Als im Jahre 1629 so viele Menschen am Schwarzen Tod starben, hörte ein Mann im Toggenburgischen eine Stimme von oben:

»Esst die Bibernelle,
Dann sterbt ihr nicht so schnelle.«

In Kissingen hieß es:

»Ihr Leut', ihr Leut', esst Bibernell,
So werd't ihr bleiben mein Gesell.«

Man legte Bibernellewurzel in Branntwein, trank diesen Auszug und die Pest war gebannt.

Auch Dioscorides weiß ähnliches zu berichten: *»Die Wurzel ist trefflich gut gebraucht zu der Zeit der Pestilenz, denn sie widerstrebt der bösen Luft und bewahrt vor dieser grausamen Plag, auch sie nur im Mund gehalten wird.«*

Die Bibernelle kann aber noch mehr:

»Der Saft von dem Kraut Bibernell, das Angesicht damit gewäschen, vertreibt die Mäler und Flecken desselben. Er macht aber nicht allein lauter und klar das Angesicht, sondern auch, so er in die Wunden gegossen wird, die da unrein seind, reiniget dieselben.

Das Kraut, in Wein gesotten und getrunken, bricht den Stein und treibt den Harn.«

Was die Bibernelle wirklich leisten kann

Saponin und ätherisches Öl der Großen und Kleinen Bibernelle haben schleimlösende Eigenschaften. Für das ätherische Öl konnte zudem noch eine keimhemmende Wirkung nachgewiesen werden. In der Volksmedizin wird diese Droge deshalb als mildes Expektorans verwendet. Auch Entzündungen im Mund- und Rachenraum werden mit dieser Heilpflanze erfolgreich behandelt.

Vor allem Sänger greifen gern zu Bibernell-Präparaten, um der Heiserkeit vorzubeugen und eine klare Stimme zu bekommen. Bei Rachenkatarrhen kommt es häufig vor, daß die im Kehlkopf sitzenden Stimmbänder in Mitleidenschaft gezogen werden. Ein alkoholischer Auszug (Tinktur) aus der Bibernellwurzel kann hier nicht nur vorbeugen, sondern auch heilen.

Zubereitung

Die getrocknete und zerkleinerte Bibernellwurzel wird in einer Menge von 1–2 Teelöffeln auf 1 Tasse Wasser gegeben, aufgekocht und abgeseiht. Der Tee wird mit Honig gesüßt und 3mal täglich getrunken.

Der gleiche Auszug, aber ungesüßt, kann auch als Gurgelwasser bei Entzündungen im Mund- und Rachenraum verwendet werden. Den gleichen Dienst leistet die Bibernell-Tinktur.

Birke, Weiß- *Betula pendula*

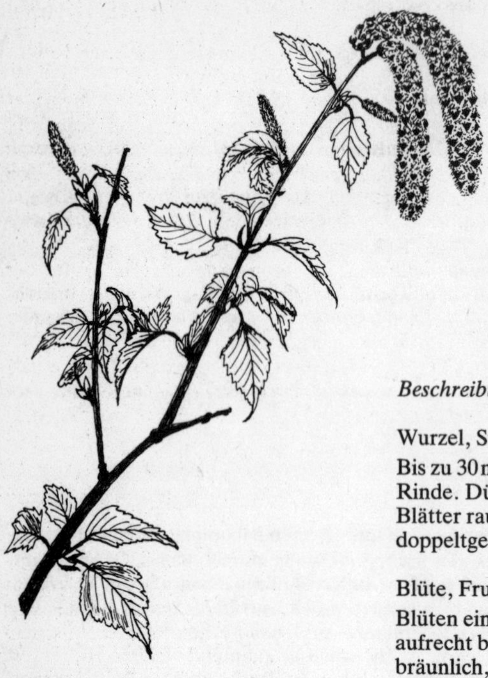

Beschreibung und Vorkommen

Wurzel, Stengel, Blatt

Bis zu 30 m hoher Baum mit weißer Rinde. Dünne, hängende Zweige. Blätter rautenförmig bis dreieckig, doppeltgesägt, angenehm riechend.

Blüte, Frucht

Blüten einhäusig, Kätzchen schlaff, aufrecht bis hängend, männliche bräunlich, weibliche grünlich. Früchte kleine, von Griffeln gekrönte Nüßchen.

Vorkommen, Beschreibung

Verbreitet auf ärmeren, sandigen Böden. Die Namen Hänge- und Trauerbirke weisen auf den charakteristischen Wuchs des Baumes hin.

Verwendet werden die Blätter; sie werden im Mai/Juni mit den Stielen gesammelt, wenn sie 1–2 Monate alt sind; sie werden in dünner Schicht ausgelegt und während des Trocknens einige Male vorsichtig gewendet. Die Moorbirke wird ähnlich verwendet. Sie unterscheidet sich von der Weißbirke durch eiförmige, grob-doppeltgesägte Blätter und nicht hängende Zweige. Sie wächst an moorigen, feuchten Standorten.

Inhaltsstoffe: etwa 2% Flavonglykoside, bis zu 0,1% ätherisches Öl, 3% Saponine, Gerbstoffe.

Was die Alten von der Birke hielten

Nach altem Volksglauben ritten die Hexen auf Birkenbesen zum Blocksberg. Die heutige Verwendung der Birke als Maiengrün zu Pfingsten geht wohl auf das Frühlingsfest der Germanen zurück, bei denen die Birke in hohem Ansehen stand.

Die Birke wurde als Baum der Weisheit verehrt, denn sie lieferte die Ruten, mit denen die Lehrer den Kindern die Lust am Lernen eintrieben.

»... gegen Ungehorsam, Trotz und Unart der Kinder hat sie (die Birkenrute) sich immer als wahrhaft zauberkräftig erwiesen, und wenn ihre Bekanntschaft im Augenblicke der Züchtigung auch höchst scharf und beißend schmeckt, so ist sie doch in der Folge zur wirklichen Wohltat geworden. Wer von uns erinnert sich nicht dankbaren Herzens der Birkenrute, die als Wächterin der Ordnung und Zucht hinter dem Spiegel steckt.« – Nachzulesen in einem Buch aus dem Jahre 1896 mit dem bezeichnenden Titel »Kräutersegen«.

In den alten Kräuterbüchern findet man nur wenig über die Heilkräfte der Birke. Es wird berichtet, daß mancherorts die Birkenblätter als harntreibendes Mittel gegen Nierensteine und -koliken, aber auch gegen Tuberkulose eingesetzt wurden.

Im übrigen galt die Birke als Verkörperung des Frühlings und seiner Fruchtbarkeit. Der Birkenzweig ist die »Lebensrute«, deren Schlag Mensch und Tier fruchtbar macht und gesund erhält.

Was die Birke wirklich leisten kann

Einige dieser Erfahrungen schlagen sich noch in der heutigen Verwendung der Birkenblätter nieder. Der Gehalt an Saponinen und ätherischem Öl ist verantwortlich für die ausgezeichnete harntreibende Wirkung dieser Droge. Dabei hat sie den Vorteil, auf die Nieren keinerlei Reizung auszuüben, wie es bei anderen Diuretika leider der Fall ist. Die harntreibende Wirkung kommt auf osmotischem Wege oder durch direkte Wirkung auf die Nierenzellen zustande.

Bei Rheuma, Gicht und Wassersucht ist die Verwendung von Birkenblätter-Auszügen sehr wohl angebracht, da mit dem reichlich fließenden Harn auch schädliche Stoffwechselprodukte ausgeschwemmt werden.

In der Volksmedizin erfreut sich die Birke als »Blutreinigungsmittel« großer Beliebtheit bei Frühjahrskuren. – Das Birkenblatt, mehr noch der aus dem Kambium der Birke gewonnene Saft wird bei Haarausfall und einigen Hautkrankheiten angewendet.

Zubereitung

2 Eßlöffel Birkenblätter mit 2 Tassen Wasser (kochend) 20 Minuten ziehen lassen, abseihen; diesen Tee im Laufe des Tages trinken. Der Birkensaft, den man als Fertigpräparat kauft, muß bei innerlicher Anwendung immer verdünnt werden.

Blutwurz *Potentilla erecta*
(Tormentillwurzel, Birkwurz)

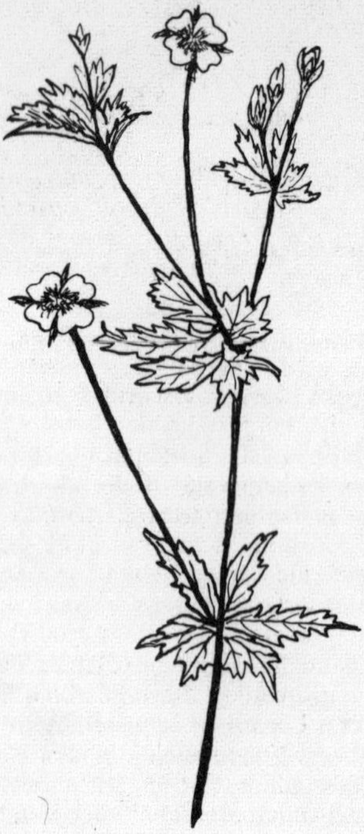

Beschreibung und Vorkommen

Wurzel, Stengel, Blatt

Verdickter, knolliger Wurzelstock, innen rötlich gefärbt. Stengel aufrecht oder niederliegend, 15–30 cm hoch. Blätter 3zählig, fiedrig, grob gezähnt.

Blüte, Frucht

Gelbe Blüten mit 4 Kronenblättern mit safrangelben Punkten.

Vorkommen, Bemerkungen

Auf feuchten und trockenen Wiesen, trockenen Sandböden.
Ausdauernd.

Verwendet wird die Wurzel, die im Herbst ausgegraben wird. Der Wurzelstock wird gewaschen und von Stengelteilen und Faserwurzeln befreit. Nach einer Vortrocknung von einer Woche an luftigem Ort erfolgt die Nachtrocknung im Backofen bei etwa 60 °C.

Inhaltsstoffe: bis zu 20 % Gerbstoffe, die etwa zu 90 % aus Catechingerbstoffen bestehen, Tormentillrot (eine Gerbsäure), Spuren eines ätherischen Öls.

Was die Alten von der Blutwurz hielten

Otho Brunnfelß schrieb der Blutwurz vor allem diese *»Tugenden und Artzeneyen«* zu: *»Die Wurzel gesotten in Regenwasser und den Dampf von unten hinauf gelassen und danach dessen Pulver gemischt mit Honig im Pflaster auf den Bauch der Frau gelegt, hilft, daß sie desto eher empfängt.« Dioscorides* traut der Wurzel noch mehr zu:

»Tormentillwurzel ist sehr nützlich zu allerlei Wunden, denn sie heilet dieselben innerlich gebraucht oder äußerlich, die Wunden damit gewäschen und Pulver darin gestreut.

Das Kraut und die Wurzel gedörrt und mit Eiklar vermengt und geschüttelt und in einem irden Geschirr oder auf einem heißen Ziegel gebacken als ein Küchlein, ist fürtrefflich gut denen, so unten und oben von sich geben.

Die Wurzel, im Mund gehalten und gekaut, heilet desselben faule Geschwär.«

Was die Blutwurz wirklich leisten kann

Die Ratschläge des Dioscorides sind auch heute noch beachtenswert. Die Blutwurz ist eine hervorragende Gerbstoffdroge, sie wirkt reizmildernd und entzündungswidrig auf die Schleimhäute des Mundes und des Magens. Sie bauen eine Koagulationsmembran auf, die als Schutzschicht dafür sorgt, daß die Schmerzen nachlassen, die Sekretion der Drüsen gestoppt wird und die Wunden abheilen. Da die Gerbstoffe der Blutwurz zu den Catechingerbstoffen gehören, reizen sie den Magen nicht über Gebühr, wie es bei anderen Gerbstoffen der Fall ist.

Die Heilwirkungen der Blutwurz werden zudem genutzt bei akuten Entzündungen der Schleimhäute im Magen-Darm-Trakt. Die Magenschleimhautentzündungen haben ihre Ursache oft in zu hastigem Essen und dem damit verbundenen schlechten Kauen der Speisen. Auch hoher Kaffeeverbrauch oder Nikotingenuß kann dieses Leiden fördern. Meist tritt zunächst Appetitlosigkeit auf, diese wird begleitet von Völlegefühl, Übelkeit und Magenschmerzen.

Im Frühstadium können diese Beschwerden durch die Blutwurz mit gutem Erfolg behandelt werden. Auch bei Durchfällen kann die Droge helfen. Bei dieser Krankheit hat der Dünndarm die Fähigkeit verloren, den verflüssigten Speisebrei zu binden und der Resorption zuzuführen. Ursache ist meistens eine Entzündung der Darmschleimhaut; diese Entzündung kann durch Blutwurzextrakte beseitigt werden. Auch bei der äußerlichen Anwendung gegen Entzündungen im Mund- und Rachenraum zeigt diese Droge gute Erfolge. Spülungen oder Pinselungen mit Blutwurz-Auszügen bringen hier schnelle Hilfe.

Zubereitung

Tee: Etwa 1 Eßlöffel der zerkleinerten Wurzel auf 1 Tasse Wasser geben und 15 Minuten kochen lassen, abseihen und von diesem Tee 3 Tassen täglich trinken.

Zu Mündspülungen und Pinselungen wird diese Mischung empfohlen:
Blutwurztinktur 15,0 g, Myrrhentinktur 15,0 g
Unverdünnt verwenden.

Gegen Durchfall wird diese Mischung empfohlen:
Blutwurz 10,0 g, Eichenrinde 10,0 g

Von dieser Mischung 1 gehäuften Teelöffel auf 1 Tasse kaltes Wasser geben, aufkochen und einige Stunden ziehen lassen, abseihen; 2–3 Tassen täglich schluckweise trinken.

Brennessel, große *Urtica dioica*
Brennessel, kleine *Urtica urens*

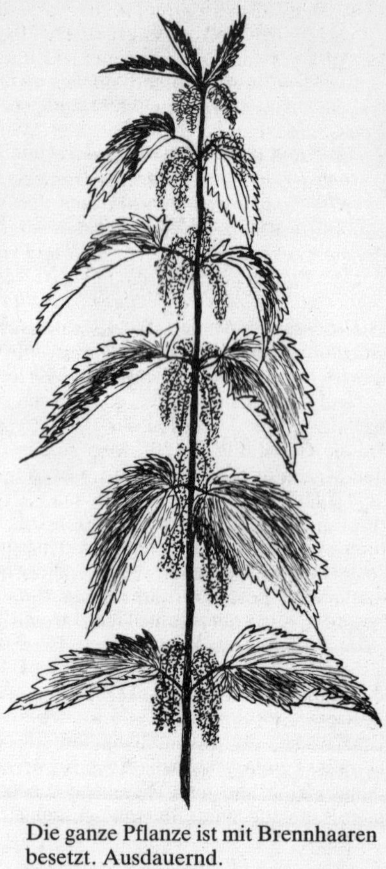

Beschreibung und Vorkommen

Wurzel, Stengel, Blatt

Große Brennessel: Stark verzweigtes Wurzelwerk. Stengel 0,50–1,50 m hoch, vierkantig, behaart. Blätter mattgrün, eiförmig, grobgesägt, gekreuzt, gegenständig.
Kleine Brennessel: Wurzel spindelförmig. Stengel vierkantig, verzweigt, 15–45 cm hoch. Blätter mattgrün, eiförmig-elliptisch, stärker gezähnt.

Blüte, Frucht

Große Brennessel: Kleine, unscheinbare Blüten in hängenden Rispen, zweihäusig, enthalten nur Staubgefäße oder Stempel.
Kleine Brennessel: Blüten in Rispen, die meist aufrecht stehen, einhäusig.

Vorkommen, Bemerkungen

Große Brennessel: Auf unbebauten Plätzen, an Wegrändern, Zäunen, bevorzugt nährstoffreiche, humose Böden. Die ganze Pflanze ist mit Brennhaaren besetzt. Ausdauernd.
Kleine Brennessel: Unbebaute Plätze, auch auf gut gedüngtem Ackerland, in Gärten. Ganze Pflanze mit Brennhaaren besetzt. Einjährig.

Verwendet werden Kraut und Samen, die im Juni/Juli gesammelt werden. Das Kraut wird gebündelt und an luftigem Ort aufgehängt.

Inhaltsstoffe: Nesselgiftstoff (ein noch nicht völlig identifiziertes Stoffgemisch), Histamin, Cholin, Essigsäure, viel Chlorophyll, Carotinoide, Vitamin C, Eisen.

Was die Alten von der Brennessel hielten

Die Brennessel war früher eine wichtige Nutzpflanze, die allen Haustieren ein wertvolles Futter lieferte. In Schweden und Norwegen wurde sie sogar angebaut, da sie den Milchertrag der Kühe wesentlich steigern sollte.

Auch in den Volkssagen war diese Pflanze von Bedeutung. In der Schweiz und in Tirol warf man sie ins Feuer, wenn ein Gewitter drohte, um vor dem Blitz sicher zu sein. Auch beim Auffinden verborgener Schätze und als Liebesmittel war sie nützlich. Der römische Dichter *Petronius* behauptete, daß die »Männlichkeit« zurückkehre, wenn man den Männern die Stelle unter dem Nabel, die Lenden und das Gesäß mit Brennesseln bearbeite.

Otho Brunnfelß schreibt der Brennessel diese »Kräfft und Artzneyen« zu:

»Nesselblätter gestoßen mit Salz und gelegt über die Wunden, so von einem unsinnigen Hund gebissen, heilet sie. Desgleichen alle alten, faulen, verzweifelten Schäden und Krebse, Geschwären und verrenkten Gliedern.

Der Saft von diesem Kraut in die Nase getan, macht sie schweißen, und wenn du willst, daß sie aufhöre zu bluten, streich des Saftes an die Stirn, so steht es.

Der Same mit süßem Wein getrunken reizet zur Unkeuschheit und tut auf die Macht (Scheide). Etliche Andere, wenn sie wöllen ehelich Werk treiben, essen den Samen mit Zwiebeln, Eidotter und Pfeffer.«

Was die Brennessel wirklich leisten kann

Die wissenschaftlich orientierten Kräutersammler geben keinerlei Hinweise auf die Heilkräfte der Brennessel. Um so erstaunlicher ist es, daß sie sich in der Volksmedizin so großer Beliebtheit erfreut.

Dort wird sie vornehmlich als Diuretikum, Expectorans oder als »Blutreinigungsmittel« empfohlen. Einige der exaltierten Brennessel-Protagonisten gehen sogar soweit zu erklären: *»... daß die Brennessel zu den besten Heilkräutern gehört, die wir haben. Wüßte die Menschheit darum, wie heilkräftig sie ist, würde sie nichts als Brennesseln anbauen.«* Und dann wird die lange Liste der Heilwirkungen aufgezählt, die reicht von Ekzem, Nierengrieß über blutbildend und blutreinigend, Bauchspeicheldrüsenerkrankungen, blutzuckersenkend, stuhlgangfördernd bis Rheuma und Wassersucht; sogar Magenkrebs soll sie heilen.

Solche Anpreisungen machen den kritischen Betrachter eher skeptisch. Man wird den Heilkräften der Brennessel sicherlich dann gerecht, wenn man ihre Anwendung auf die Behandlung von Rheuma und Gicht beschränkt, da ihre harntreibende Wirkung erwiesen scheint.

Wegen ihres beachtlichen Vitamin-C-Gehaltes sollte man diese Droge auch als Gemüse in die Frühjahrskur einbauen. Als Chlorophyllieferant hat die Brennessel zudem noch eine gewisse Bedeutung für medizinische Zwecke. Man weiß vom Blattgrün, daß es tonisierend und stoffwechselfördernd ist und zur Wundheilung sowie zur Behandlung der Blutarmut herangezogen werden kann.

Zubereitung

2 Teelöffel der getrockneten und zerkleinerten Brennessel mit 1 Tasse kochenden Wassers übergießen, 10 Minuten ziehen lassen, abseihen; 1–2mal pro Tag eine Tasse dieses Tees trinken.

Es wird empfohlen, zur Bereitung von Salaten und Gemüsen zur Frühjahrskur nur junge Brennesseln zu verwenden, die noch keine Nesselgifte gebildet haben.

Efeu *Hedera helix*

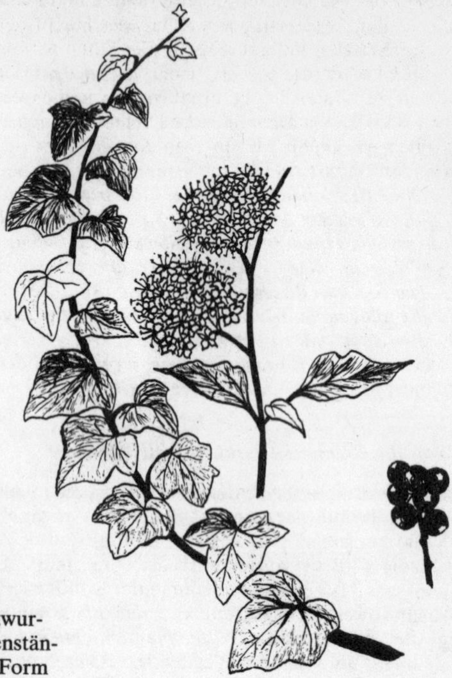

Beschreibung und Vorkommen

Wurzel, Stengel, Blatt
Kletternde Holzpflanze mit Haftwurzeln, nicht rankend. Blätter gegenständig, lederartig, unterschiedliche Form und Größe: dreieckig, länglich, schmal.

Blüte, Frucht
Unscheinbare, grünliche Blüten in halbkugeligen Dolden.
Beeren erbsengroß, kugelig, blauschwarz.

Vorkommen, Bemerkungen
In Wäldern, an Mauern und Felsen.
Immergrüne Pflanze. Ausdauernd.

Verwendet wird das Kraut, das man das ganze Jahr über sammeln kann, man sollte nur frisch gepflückte Blätter verwenden.

Inhaltsstoffe: 5% Saponine, hauptsächlich aus den Terpenglykosiden Herderacosid A und B bestehend.

Was die Alten vom Efeu hielten

Im Altertum galt der Efeu als Glücksbringer. Griechische Priester reichten dem Brautpaar bei der Vermählung eine Efeuranke als Zeichen ewiger Liebe und dauernden Glücks. Er schmückte das Haupt der Trinkenden, da er die Trunksucht mäßigen und kühlend auf die Sinne wirken sollte.

Im Christentum galt der Efeu als Sinnbild der Unsterblichkeit. Die Christen legten ihre Toten auf Efeuranken, um anzudeuten, daß der Christ, wie der Efeu, kein Sterben kennt und der Tod für ihn nur ein Übergang zum ewigen Leben ist.

Otho Brunnfelß schreibt von den *»Kräften und Juvamenten, so da zugegeben die Alten dem Efeu«:*

»Efeu ist schädlich den Nerven, des schwarzen Efeus Saft von den Blättern oder Trauben kränket den Leib, trübt die Sinne, so man's zuviel nimmt.

Der Blätter oder der Beerlein Saft mit Honig vermischt ist köstlich, in die Nasenlöcher getan.

Der Saft von den Beeren macht schwarzes Haar.

Die Blätter, in Wein gesotten, heilen alle Geschwär und Schäden, seien sie so böse, als sie wollen.

Hast du in der Sonne zu arbeiten und willst, daß dir dein Kopf davon nicht weh tut, so stoß Efeublätter mit Essig und Rosenöl und bestreich die Stirn damit.«

Was der Efeu wirklich leisten kann

Brunnfelß weist ausdrücklich auf die Gefährlichkeit der Efeubeeren hin; diese Warnung muß unterstrichen werden: Es ist beobachtet worden, daß Kinder nach dem Verzehr von Efeubeeren gestorben sind. Zu Heilzwecken dürfen also nur Efeu*blätter* verwendet werden.

Wegen ihres Saponingehaltes werden diese medizinisch als Expectorans und als krampflösendes Mittel eingesetzt. Die Saponine erhöhen die Oberflächenaktivität der Schleimhäute, der zähe Schleim wird verflüssigt und das Abhusten erleichtert. Efeublätter eignen sich deshalb besonders gut zur Behandlung von festsitzendem Husten, ja sogar von Keuchhusten und Bronchialasthma.

In der Volksmedizin wird Efeu wegen seiner antiödematösen (schwellungshemmenden) Wirkung des Hederins, dem Spaltprodukt des Hederacosids, als Mittel gegen Cellulitis verwendet. Diese Beschwerden äußern sich durch Schwellungen oder Bildung von Knötchen in der Unterhaut; die Folge ist eine Gewebeschrumpfung, man spricht von der »Apfelsinenhaut«.

Zerzupfte Efeublätter oder der Saft der Blätter werden auf die betroffenen Stellen gelegt; der Heilerfolg soll sich zumindest dann einstellen, wenn zudem noch Massagen angewandt und Gymnastik betrieben wird.

Efeublätter werden heute kaum noch als Einzelkomponente für Heilzwecke verwendet. In Fertigpräparaten zur Behandlung von Keuchhusten und spastischer Bronchitis findet man ihn allerdings sehr häufig.

Zubereitung

Äußere Anwendung: Mehrere Hände voll Efeublätter fein zerzupfen, in einen Gazebeutel geben und auf die betroffene Stelle legen.

Innerliche Anwendung: 2 Teelöffel getrocknete und zerkleinerte Efeublätter auf 1 Tasse kochendes Wasser geben, 10 Minuten ziehen lassen, abseihen. 2–3 Tassen täglich von diesem Tee trinken.

Eibisch *Althaea officinalis*
(Weiße Malve, Heilwurz)

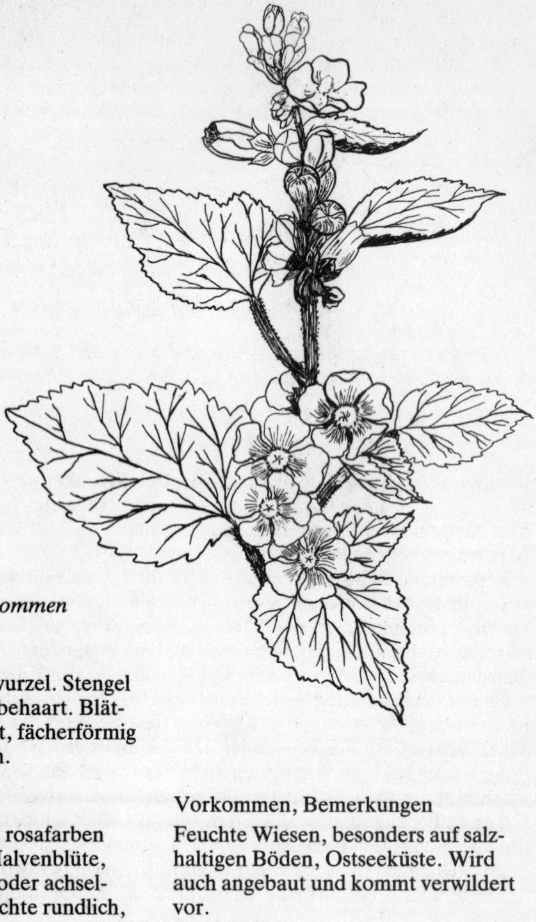

Beschreibung und Vorkommen

Wurzel, Stengel, Blatt

Dicke, fleischige Pfahlwurzel. Stengel 60–150 cm hoch, zottig behaart. Blätter gezähnt oder gelappt, fächerförmig gefaltet, filzig, graugrün.

Blüte, Frucht

Blüten ungestielt, groß, rosafarben oder weiß, ähnelt der Malvenblüte, stehen in endständigen oder achselständigen Trauben. Früchte rundlich, mehrfach gezipfelt.

Vorkommen, Bemerkungen

Feuchte Wiesen, besonders auf salzhaltigen Böden, Ostseeküste. Wird auch angebaut und kommt verwildert vor.
Ausdauernd.

Verwendet werden Wurzel, Blatt und Blüte. Die Wurzel wird im Herbst ausgegraben, von den Wurzelhaaren befreit, geschält und getrocknet. Blätter und Blüten werden im Juli gesammelt.

Inhaltsstoffe: Die Droge besteht zu ⅓ aus in kaltem Wasser löslichen Schleim, zu ⅓ aus Stärke; der Rest ist Zucker, Pektine, fettes Öl, Gerbstoff.

Was die Alten vom Eibisch hielten

Durch die Jahrhunderte hindurch wurde die Heilkraft des Eibisch von vielen Autoren gepriesen. Karl der Große befahl in seiner Landgüterordnung »Capitulare de villis« den Anbau dieser Pflanze, damit sie ausgiebig gegen Krankheiten der oberen Luftwege genutzt werde. Hildegard von Bingen und Albertus Magnus empfahlen den Eibisch gegen Fieber, Husten, Katarrhe, Verschleimung der Atemwege und gegen Kopfschmerzen.

Leonhart Fuchs beschreibt *»Krafft und Würckung«* des Eibisch so:

»Die Wurzel, in Wein oder Honigwasser gesotten, heilet Wunden, Kröpf, Beulen, Entzündungen der Brüst, Zerknirschungen des Afterdarms.

Gesotten, wie angezeigt, und mit Gänse- oder Schweineschmalz oder mit Terpentin vermengt, ist gut zu den Entzündungen der Muter (Gebärmutter), so mans in das weiblich Glied tut. Die Wurzel in Wasser gesotten und getrunken treibt aus das Bürdlin (Nachgeburt) und andere Überflüssigkeit, so nach der Geburt im Mutterleib geblieben.

Eibischwurzel, in Wein gesotten und getrunken, treibt den Harn und Stein, ist gut denen, so die Rote Ruhr haben.

Der Samen davon, grün und dürr, gepulvert und mit Essig angestrichen, vertreibt die schwarzen und weißen Flecken im Angesicht. Wer sich mit diesem Samen, mit Öl und Essig vermischt, schmiert, den beißt kein giftig Tier mehr.«

Was der Eibisch wirklich leisten kann

Von alledem hat sich bis heute in der Anwendung des Eibisch nicht viel gehalten. Als ausgesprochene Schleimdroge wird der Eibisch heute, ähnlich wie der Huflattich und der Spitzwegerich, mit sehr gutem Erfolg bei Reizhusten verwendet. Der Schleim dieser Droge legt sich wie eine schützende Schicht auf die entzündeten, geschwollenen Schleimhäute der oberen Luftwege. Dieser Schleim kann nicht bis in die Bronchien vordringen und dort irgendeinen Heileffekt erzielen. Deshalb sollte man Eibisch-Tee bei beginnendem Reizhusten und nicht bei der Bronchitis einsetzen. Eibisch-Tee stellt auch ein ideales Hustenmittel für Kleinkinder dar, weil seine schnelle reizmildernde Wirkung hier besonders angebracht ist.

Bei entzündlichen Zuständen im Mund- und Rachenraum kann dieser Tee schmerzlindernd und heilend wirken. Bei Ekzemen, Furunkeln, Geschwüren und Nagelbettentzündungen ist Eibisch wegen seiner erweichenden und lindernden Eigenschaften heilungsfördernd.

Die Schleimstoffe der Eibischwurzel werden in der Kosmetik als Mittel gegen trockene und unreine Haut eingesetzt. Der Schleim hüllt die Haut ein und wirkt heilend und glättend.

Zubereitung

Der Wurzelextrakt wird so zubereitet: 2 Teelöffel Eibischwurzel übergießt man mit einer Tasse *kaltem* Wasser – beim Kochen würde der Schleim zur Gallerte gerinnen –, läßt das Ganze eine Stunde unter Umrühren ziehen und seiht dann ab; von diesem Tee täglich dreimal 1 Tasse trinken. Den gleichen Aufguß kann man auch zu *Umschlägen* oder als *Gurgelwasser* gebrauchen.

Eiche, Winter-, Stein- *Quercus petraea*
Eiche, Sommer-, Stiel- *Quercus robur*

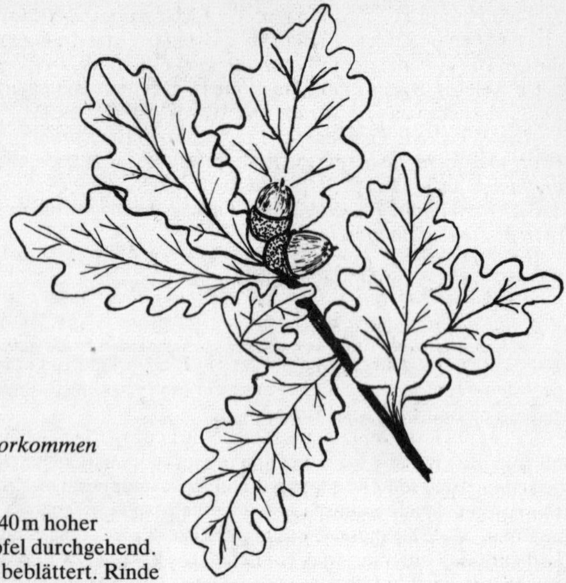

Beschreibung und Vorkommen

Stamm, Blätter

Wintereiche: Bis zu 40 m hoher Stamm, bis zum Wipfel durchgehend. Zweige gleichmäßig beblättert. Rinde flachrissig. Blätter langgestielt, länglich-eiförmig, gelappt.
Sommereiche: Mächtige Krone, die kurz über dem Boden beginnt. Äste knorrig, stark gebogen. Rinde tiefrissig, dunkel. Blätter verkehrt-eiförmig, am Grunde herzförmig, geöhrt, gelappt, tiefbuchtig.

Blüte, Frucht

Wintereiche: Blüten einhäusig, männliche Kätzchen grünlich, weibliche in Hülle. Eicheln sitzend, meist zu 3 in Blattachseln.
Sommereiche: Blüten einhäusig; männliche Bl. hängende, grüne Kätzchen; weibliche Bl. einzeln in Hülle. Fruchtstiele der Eicheln länger als Blattstiele.

Vorkommen

Wintereiche: Allein stehend oder mit anderen Laubhölzern in Wäldern.
Sommereiche: Allein stehend oder Wälder bildend.

Verwendet werden Rinde und Blatt beider Arten. Nur borkenfreie Rinden von jungen Bäumen werden für Heilzwecke im Frühjahr gesammelt.

Inhaltsstoffe: hier nur die Inhaltsstoffe der Rinde: 8–20 % Catechingerbstoffe; weiterhin Gallussäure, Ellagsäure, Eichenrindenrot.

Was die Alten von der Eiche hielten

Schon im Altertum wurde die Eiche verehrt. Ein Kranz von Eichenlaub war den Römern die höchste Belohnung für Tapferkeit. Bei den alten Deutschen durfte kein Sterblicher die Axt an diesen Baum legen; der Donnergott alleine, dem die Eiche geweiht war, konnte ihn in seinem Zorn vernichten. In der christlichen Zeit wurde mit diesem Glauben aufgeräumt, und nach der Volksmeinung sollten nun die Geister der Finsternis in der Eiche hausen. Nach und nach verschwand die Furcht vor diesen Unholden und machte der früheren Bewunderung vor diesem Baum Platz, der in Wahrheit immer der Stolz des deutschen Waldes war.

Ein solcher Baum mußte auch pharmazeutisch von Interesse sein. *Leonhart Fuchs* schreibt von der *»Krafft und Würckung«* der Eiche:

»Die Blätter des Eichbaumes ziehen zusammen. Darumb, so man sie in Wasser siedet und kocht, heilen sie die Rote Ruhr und das Blutspeyen, stillen den Blutfluß und der Frauen Krankheit. Heilen auch allerlei Wunden.

Gleiche Wirkung haben auch die Eicheln, treiben den Harn, doch, so man's ißt, machen sie das Hauptweh.

Die Eichenrinde, mit Milch gesotten und getrunken, widersteht allerlei Gift, Entzündungen, Mundfäule, Durchfall, Verstopfung.«

Was die Eichenrinde wirklich leisten kann

Als typische Gerbstoffdroge drängt die Eichenrinde Entzündungen zurück, mildert den Wundschmerz und hemmt die Feuchtigkeitsabsonderung – ähnlich wie es bei der Blutwurz beschrieben wird.

Ihr hoher Gerbstoffgehalt macht die Eichenrinde in besonderem Maße geeignet für die Behandlung nässender Wunden, die sich in entzündlichem Zustand befinden. Hier sollten in keinem Fall Puder oder Salben zum Einsatz kommen, sondern nur feuchte Umschläge, jedenfalls so lange, bis die Nässe der Wunden beseitigt ist. Für diese Umschläge eignen sich besonders Auszüge aus der Eichenrinde, mit ihm werden Leinentücher oder Mullbinden als Umschläge getränkt (niemals luftundurchlässiges Material verwenden!) und locker aufgelegt.

Dieser Umschlag wird auch mit gutem Erfolg in Form von Umschlägen oder als Badezusatz bei Geschwüren, Ausschlägen und Frostbeulen eingesetzt. Gegen Entzündungen im Mund- und Rachenraum haben sich Gurgelwässer aus Eichenrinde ebenfalls bewährt. Gleiches gilt auch für die Behandlung von Durchfällen, hier wirkt der Gerbstoff dieser Droge ähnlich wie der der Blutwurz. Bei vielen Autoren fehlt auch nicht der Hinweis auf die günstige Wirkung von Eichenrinden-Auszügen auf den Fußschweiß.

Wichtiger aber scheint noch die Verwendung der Eichenrinde bei entzündeten Augen zu sein; hier helfen Bäder aus der Eichenrinde oft verblüffend schnell.

Eichenrinden-Auszüge und -abkochungen werden in der Hauptsache äußerlich angewandt.

Auszug zu Umschlägen: 50–60g der Rinde in 1l Wasser aufkochen, 10 Minuten ziehen lassen, abseihen, den Absud lauwarm verwenden.

Eichenrinden-Bad: 2 Eßlöffel der zerkleinerten Eichenrinde mit ½l Wasser 15 Minuten kochen lassen, abseihen und dem Bad zusetzen.

Augenbad: 1–2 Teelöffel zerkleinerte Eichenrinde mit 1 Tasse kaltem Wasser übergießen, bis zum Kochen erhitzen und nach 5 Minuten abseihen. Man kann noch Kamillenblüten zusetzen; der Aufguß wird lauwarm verwendet.

Eichenrinden-Tee: 1 Teelöffel der Droge auf 1 Tasse Wasser geben, kurz aufkochen lassen und ziehen lassen; 3mal täglich 1 Tasse davon trinken.

Enzian *Gentiana lutea*
(Bitterwurzel)

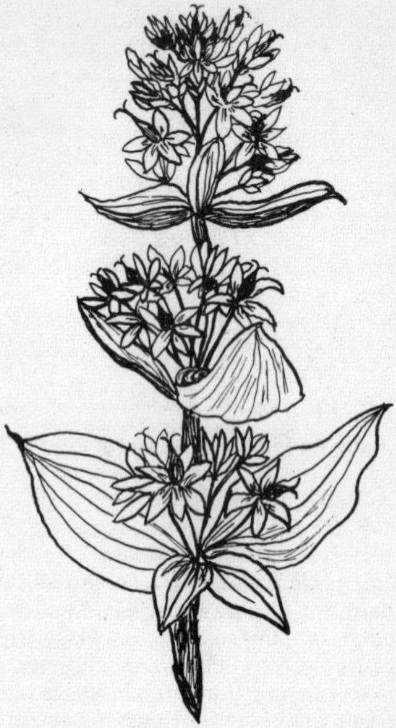

Beschreibung und Vorkommen

Wurzel, Stengel, Blatt

Langer, dicker Wurzelstock. Stengel länger als 1 m. Blätter gegenständig, breit, oval, parallelnervig, Grundblätter stehen in Rosette.

Blüte, Frucht

Große, sternförmige, gelbe Blüten in dichten Dolden in den Blattachseln. Blütenboden verwachsen. Frucht ist Kapsel mit vielen kleinen Körnern.

Vorkommen, Bemerkungen

Bergwiesen der Alpen und der süddeutschen Mittelgebirge.
Blüht erst nach 10–15 Lebensjahren.
Pflanze ist so selten geworden, daß sie heute streng geschützt ist.
Ausdauernd.

Verwendet wird die Wurzel, die im Frühjahr ausgegraben wird. Da der Enzian geschützt ist, darf man ihn nicht selbst ausgraben; in der Apotheke ist er als Radix Gentianae zu kaufen.

Inhaltsstoffe: Bitterstoffglykoside Gentiopikrin und Amarogentin, letzteres Glykosid ist der bitterste bis heute bekannte Naturstoff; er ist noch in einer Verdünnung von 1:20000 bitter.

Was die Alten vom Enzian hielten

Der Enzian diente früher zu allerlei Zwecken – er hilft gegen Gift, ansteckende Krankheiten, gegen Liebestränke; er macht den, der diese Wurzel bei sich trug, bei jedermann beliebt. Nach der Sage wurde der Enzian durch den illyrischen König *Genthius* († 167 v.Chr.) bekannt; er soll ihn gegen die Pest empfohlen haben.

Leonhart Fuchs schreibt über den Enzian:

»Gedörrte Enzianwurzeln zu Pulver gestoßen und zwei Quentlein davon mit wenig Pfeffer und Rauten vermischt in Wasser getrunken, ist trefflich für den, so von giftigen Tieren gebissen ist.

Er ist auch gut den Lebersüchtigen und denen, so einen schwachen Magen haben.

Die Wurzel ist auch nützlich zu den Wunden, vornehmlich zu denen, die tief seind und um sich fressen. Der Saft dienet auch zu allerlei Ungestalt und Beflekkung der Haut, damit bestrichen.

In Summa, Enzianwurzel und der Saft davon zerteilen, reinigen, säubern und nehmen hinweg allerlei Verstopfung. Seind ein trefflich Artzeney für allerlei Gift und bekommen sehr wohl dem schwachen Magen.«

Was der Enzian wirklich leisten kann

»... und bekommen sehr wohl dem schwachen Magen.« – Diese Eigenschaft machte Enzian zu der wohl am meisten verwendeten Bitterstoffdroge. Sie regt reflektorisch die Magen- und Darmdrüsen zu verstärkter Absonderung der Verdauungssäfte an, gleichzeitig wird die Peristaltik aktiviert. Die Bitterstoffe des Enzian führen somit zu einer besseren Ausnutzung der Nahrung, beugen Magen- und Darmerkrankungen vor und wirken auf das Gefäßsystem so ein, daß eine bessere Durchblutung des Bauchraumes erreicht wird.

Diese Eigenschaften schreiben die Anwendungsgebiete des Enzian vor. Enzian-Tee oder -tropfen zeigen hervorragende Wirkung bei Appetitlosigkeit, »schwachem« Magen und Darm, d.h. bei ungenügender Drüsentätigkeit in diesem Bereich, bei Gärungsdurchfällen und Blähungen.

Magenbeschwerden können viele Ursachen haben; das reicht von falscher Ernährung über organische Störungen bis zur nervlichen Reizung. Aber nicht alle Magenstörungen können mit Enzian bekämpft werden; so z.B. nicht Aufstoßen, Sodbrennen, nervöser Magen. Diese Beschwerden werden durch Enzian eher verschlimmert. In solchen Fällen greife man zu Pfefferminze oder Melisse.

Zubereitung

Zur *Teebereitung* wird 1 Teelöffel Enzianwurzel mit ¼ l Wasser übergossen und etwa 5 Minuten gekocht. Den Tee trinkt man mäßig warm *vor* den Mahlzeiten.

Der *Kaltansatz* hat im Gegensatz zum Enziantee weniger Gerbstoffe und ist damit bekömmlicher. Er wird so zubereitet: ½ Teelöffel Enzianwurzel läßt man mit 2 Tassen Wasser 8 Stunden kalt ausziehen; man trinkt diesen Auszug ½ Stunde vor jeder Mahlzeit.

Faulbaum *Rhamnus frangula*
(Pulverholz)

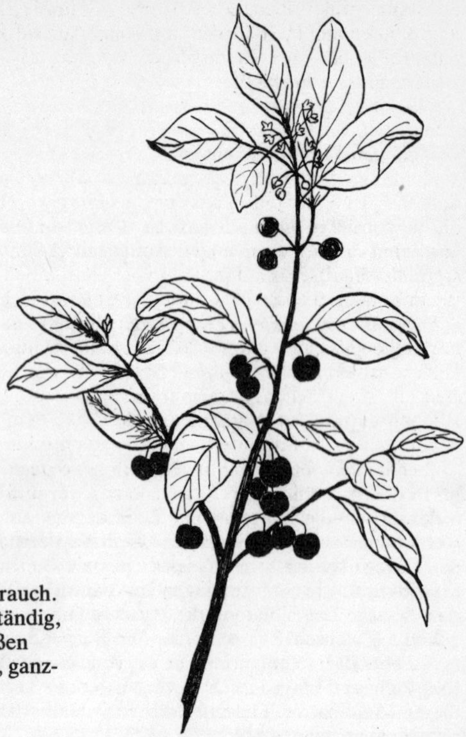

Beschreibung, Vorkommen

Wurzel, Stengel, Blatt

Bis zu 5 m hoher Baum oder Strauch. Graubraune Zweige, wechselständig, abstehend. Rinde mit grauweißen Korkwarzen. Blätter elliptisch, ganzrandig, glänzend.

Blüte, Frucht

Zwittrige weiße Blüten in Blattachseln, stehen zu 2–6 zusammen. Frucht ist zunächst grüne, dann rote und schließlich schwarze Steinfrucht.

Vorkommen, Bemerkungen

Feuchte Wälder, Gebüsch, Wegränder, Hecken.

Auffallend sind die grauweißen Korkwarzen auf der glatten graubraunen Rinde.
Zu verwechseln mit Kreuzdorn, der Dornen hat und mit Traubenkirsche, bei der die Blüten in langen, überhängenden Trauben angeordnet sind.

Verwendet wird die Rinde, manchmal auch die Frucht. Die Rinde wird im Mai/Juni durch Abschälen der jungen Zweige gewonnen; sie muß dann erst ein Jahr gelagert werden, da die frische Rinde Brechreiz erzeugt.

Inhaltsstoffe: Franguline und Glucofranguline, Gerbstoffe, Bitterstoffe.

Was die Alten vom Faulbaum hielten

Sie hielten wohl nicht viel von ihm, denn er findet in den alten Kräuterbüchern keine Beachtung. Das mag daran liegen, daß die frische Faulbaumrinde eine Substanz enthält, die starkes Erbrechen, heftige Koliken und blutige Diarrhöen hervorrufen kann. Erst später kam man darauf, daß eine längere Lagerung oder ein Aufkochen der Rinde diese Substanz abbaut und ihre Anwendung als Abführmittel ermöglicht.

Was die Faulbaumrinde wirklich leisten kann

Faulbaumrinde ist ein dickdarmwirksames Abführmittel, das nicht sofort, sondern erst nach 8–10 Stunden »Erfolg« zeigt. In seiner Wirkung ist es milder als die aus dem Ausland kommenden Abführmittel Sennesblätter und Aloe. Die Wirkstoffe der Faulbaumrinde wirken vom Darminhalt her auf die Dickdarmmuskulatur und damit auf die Peristaltik; zudem regen sie die Schleimsekretion an.

Diese Droge wird vornehmlich bei chronischer Verstopfung verordnet. Dabei hat sie den Vorzug, daß sie die Darmschleimhaut nicht über Gebühr angreift und auch sonst kaum unerwünschte Nebenwirkungen zeigt. Sie kann unter ärztlicher Aufsicht sogar Schwangeren verabfolgt werden.

Dennoch muß hier darauf hingewiesen werden, daß der Gebrauch von Anthracendrogen als Abführmittel – und Faulbaumrinde ist eine solche Anthracendroge – über längere Zeit verabfolgt zu Entzündungen im Darmkanal und zu Leber- und Nierenschädigungen führen kann. Es muß daher gerade bei chronischer Verstopfung – einer typischen Zivilisationskrankheit – immer wieder versucht werden, die normale Darmtätigkeit mit anderen Mitteln zu erreichen. Neben einer Umstellung der Ernährung auf ballastreichere Lebensmittel – auch Weizenkleie kann hier hilfreich sein, um vor allem die Peristaltik anzuregen – muß die Ursache der Verstopfung ergründet und mit ärztlicher Hilfe entsprechend behandelt werden.

Man findet Faulbaumrinde heute in vielen Teemischungen, die gegen Verstopfung eingesetzt werden. Um Blähungen als unangenehme Begleiterscheinung dieser Mittel zu verhindern, sind ihnen häufig Karminativa, wie Kümmel, Anis oder Fenchel, zugesetzt.

Zubereitung

Man sollte auf die in der Apotheke erhältlichen Faulbaum-Präparate zurückgreifen.

Wer dennoch die Faulbaumrinde selbst sammeln will, muß sie im Mai/Juni von den jungen Zweigen abschälen und schnell an der Sonne trocknen lassen. Dann wird sie ein Jahr lang gelagert.

Man nimmt 1 Teelöffel der zerkleinerten Rinde auf 1 Tasse Wasser, läßt aufkochen und 20 Minuten ziehen, seiht ab und trinkt abends 1 Tasse.

Fenchel *Foeniculum vulgare*
(Fennkohl)

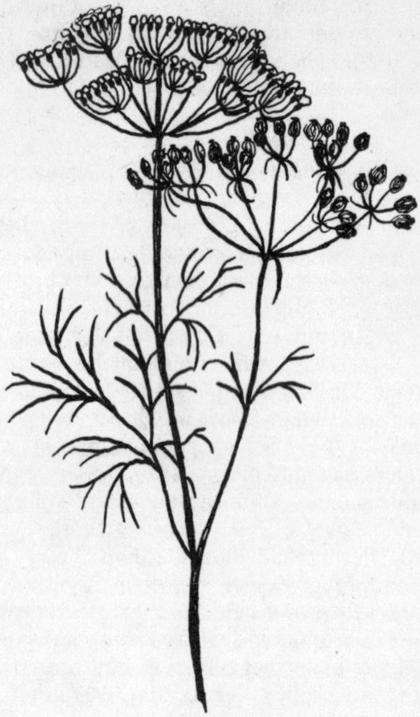

Beschreibung und Vorkommen

Wurzel, Stengel, Blatt
Runder Stengel 1–2 m hoch, verästelt sich nach oben immer stärker. Blätter 3–5fach gefiedert und verstreut am Stengel angeordnet.

Blüte, Frucht
Kleine gelbe Blüten stehen in kleinen Dolden. Früchte 5–10 mm lang, zylindrisch, oft leicht gekrümmt. Schmecken süßlich.

Vorkommen, Bemerkungen
Stammt aus Mittelmeerraum, wird bei uns angebaut, kommt verwildert vor. Ganze Pflanze bläulich bereift, duftet aromatisch. Zwei-, meistens mehrjährig.

Verwendet werden die Früchte, die September/Oktober reifen und mit den Dolden abgeschnitten werden. Sie werden auf einem gespannten Tuch in einem luftigen, schattigen Raum zum Trocknen ausgebreitet. Später werden die Früchte mit den Fingern aus den Dolden »gekämmt«.

Inhaltsstoffe: Hauptwirkstoff ist ein ätherisches Öl mit Fenchon und Anethol als wichtigsten Bestandteilen.

Was die Alten vom Fenchel hielten

Fenchel war schon den Indern, Chinesen, Griechen und Römern als Heilmittel bekannt. *Albertus Magnus* und der Mainzer *»Hortus Sanitatis«* (1485) empfehlen ihn als Heilkraut zur Augenstärkung; ähnliches steht auch im *»Capitulare de villis« Karls des Großen.* In Essig eingelegt wurde Fenchelkraut als Gemüse gebraucht, in Norddeutschland ist er Bestandteil der Aalsuppe.

Dioscorides schreibt dem Fenchel diese Kräfte zu:

»Das Fenchelkraut gegessen oder sein Same mit geschälter Gerste getrunken, erfüllet den Frauen die Brüst mit Milch.

Das Fenchelkraut, gesotten und die Brüh davon getrunken, ist gut wider die Gebrechen der Nieren und der Blasen; dieweil sie nämlich den Harn treibt.

Ist gut wider der Schlangen Biß und treibt die Monzeit der Frauen. Die Fenchelwurzel zerstoßen und mit Honig zum Pflaster gemacht und übergelegt, heilen der Hunde Biß.

Es wird Saft aus des Fenchels Stengel und Blättern gepreßt und in der Sonne getrocknet, diese werden Artzneyen zugemischt, die bereitet werden, das Gesicht zu schärfen.«

Otho Brunnfelß fügt dem noch hinzu:

»Die Schlangen, wenn sie ihre Haut wollen abziehen und ihnen ihr Gesicht wiederumb schärfen, so tragen sie zusammen Fenchelkraut und reiben sich damit, alsdann werden sie wieder erneuert. Und daher kommt es, daß auch die Menschen wahrgenommen, daß dieses Kraut den Augen sonderlich dienstlich ist.«

Was der Fenchel wirklich leisten kann

Die Vorschläge des Dioscorides werden heute kaum noch beachtet. Die Anwendungen des Fenchel haben sich gründlich geändert. Da wäre zunächst seine schleimlösende Eigenschaft zu nennen, die durch seine ätherischen Öle hervorgerufen wird. Sie bewirken reflektorisch über die Magennerven oder durch den Übergang vom Blut in die Lungen eine Lösung des zähen Schleims und dessen Abhusten. Dabei wirken sich auch noch die krampflösenden und antiseptischen Eigenschaften des ätherischen Öls aus. Aus diesen Gründen ist Fenchel ein ausgezeichnetes Hustenmittel, das vor allem auch in der Kinderheilkunde als Tee, als Fenchelhonig oder Anis-Fenchel-Bonbon mit Erfolg eingesetzt wird.

Gleichzeitig sind die Inhaltsstoffe des Fenchel blähungstreibend, sie wirken entspannend auf die glatte Muskulatur des Magen-Darm-Traktes und regen zusätzlich den Galleфluß an. Diese Eigenschaften setzen den Fenchel in die Lage, Darmgase zu vertreiben und den Verdauungsapparat bei Koliken zu beruhigen. Bewährt hat sich Fencheltee vor allem bei Koliken der Säuglinge und Kleinkinder.

Zubereitung

Fencheltee wird zubereitet, indem man 2 g – bei Kindern 1 g – getrocknete und zerstoßene Fenchelfrüchte mit 1 Tasse Wasser kurz aufkochen läßt, abseiht und von diesem Tee 3–4 Tassen täglich trinkt.

Frauenmantel *Alchemilla vulgaris*
(Marienmantel, Sinau)

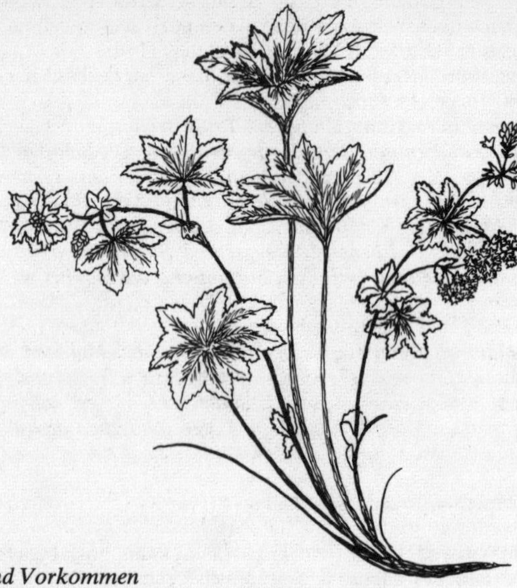

Beschreibung und Vorkommen

Wurzel, Stengel, Blatt

Unverzweigter Stengel bis 30 cm hoch. Blätter stehen in Rosette, groß, handförmig, gefaltet, gelappt, gezähnt, gegenständig.

Blüte, Frucht

Gelbgrüne Blüten in endständiger Rispe.

Vorkommen, Bemerkungen

Wegränder, Triften, lichte Wälder, Bachufer. Mehrjährig.

Verwendet wird das Kraut, das zur Blütezeit Juli/August gesammelt und gebündelt an einem luftigen Platz zum Trocknen aufgehängt wird.

Inhaltsstoffe: Gerbstoffe.

Was die Alten vom Frauenmantel hielten

In klaren Nächten fallen in die trichterförmigen Blätter des Frauenmantels Tautropfen, die von den Alchimisten gesammelt wurden, um so den Stein der Weisen zu finden; der lateinische Gattungsname erinnert noch heute an diesen Umstand. Übrigens haben die Tropfen mit dem Tau nichts zu tun. Die Pflanzen scheiden über kleine Wasserspalten an den Blattzähnen dieses Wasser aus.

Im Mittelalter wird er im »Hortus Sanitatis« (1485) zum ersten Mal erwähnt, und der bekannte Botaniker Hieronymus Bosch bezeichnet ihn als »ein trefflich Kraut von Gott geschaffen«.

Otho Brunnfelß sagt über die *»Kräffte« des Sinau:*

»Das Wasser von Sinau ist gut zu den Wunden, damit gewäschen und Tüchlein darin genetzt, denn es löscht zugleich und heilet.

Ein Tüchlein darin genetzet, welche Frau weiche Brüste hat und in die Badstub geht und im Ausgang das naß Tüchlein übergelegt, so werden ihre Brüste hart und stark.

Nimm Sinau, Sanickel und Heidnisch Wundkraut, siede es in Regenwasser; danach nimm die langen Regenwürm, zerstoße sie und drücke die Feuchtigkeit durch ein Tuch und mische sie unter das gesotten Wasser. Diese Artzeney also getrunken stillet alle inwendigen blutenden Wunden; und auch auswendig aufgelegt, heilet sie.«

Was der Frauenmantel wirklich leisten kann

Am Frauenmantel kann deutlich gemacht werden, welchen Wandel die Bedeutung von Heilkräutern im Laufe der Jahrhunderte erfahren kann. Aus diesem Grunde wurde diese Pflanze hier abgehandelt. In der wissenschaftlichen Literatur finden sich keine Hinweise auf die Heilkräfte dieser Droge mehr, und sie wurde doch von den Alten so sehr gepriesen!

In der Volksmedizin wird der Frauenmantel heute noch wegen seiner schwach adstringierenden Wirkung bei Durchfall, Menstruationsbeschwerden und als harntreibendes Mittel empfohlen. Verglichen mit den Ratschlägen O. Brunnfelß' ist auch hier ein beachtlicher Anwendungswandel erkennbar.

Heckenrose *Rosa canina*
(Hundsrose)

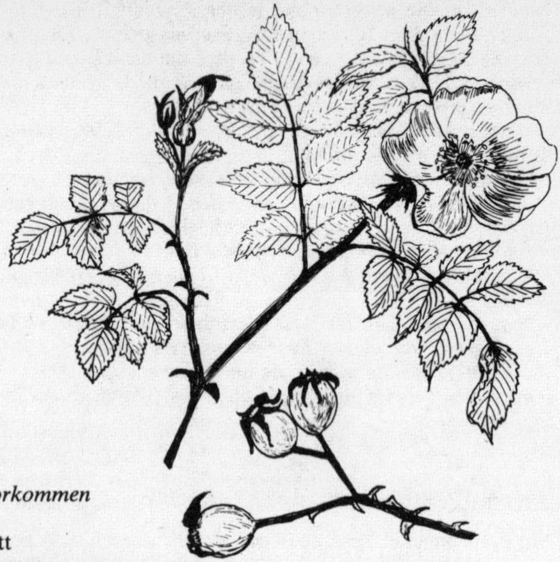

Beschreibung und Vorkommen

Wurzel, Stengel, Blatt

Starke, dornige, gebogene Zweige, die bis zu 3 m lang werden. Blätter unpaarig gefiedert, Teilblätter scharf gesägt, fiedernervig, schwach duftend.

Blüte, Frucht

Blütenblätter 2 cm lang, hellrosa; Kelchblätter zurückgeschlagen, duftlos. Früchte (Hagebutte) kugelig-länglich, orangefarben, später rot.

Vorkommen, Bemerkungen

An Böschungen, Waldrändern, trockenen Hängen.
Die Pflanze ist eine bis zu 3 m hohe Staude.

Verwendet wird die Frucht, mit oder ohne Kern, sie wird im September/Oktober gesammelt, sofort zu Hagebuttenmark verarbeitet und durch Einkochen mit Zucker konserviert oder getrocknet.

Inhaltsstoffe: 2–3 % Gerbstoff, reich an Vitaminen (C, A, B-Komplex, P, K), Fruchtsäuren.

Was die Alten von der Heckenrose hielten

Sie hielten wohl mehr von der Rosenblüte als von der Hagebutte. *Leonhart Fuchs* schreibt von deren *»Krafft und Würckung«:*

»Die Rosen kühlen und ziehen zusammen. Wenn die Blätter noch frisch sind, soll man das Weiße mit dem Scherlein davon schneiden, danach das übrige in einem Mörser im Schatten stoßen, bis daß der Saft, der heraustritt, dick wird und denselben zum täglichen Gebrauch behalten.

Wenn man die getrockneten Rosen in Wein siedet, so ist der ausgedrückte Saft dienlich zu den Wehtagen des Haupts, der Augen, der Ohren, des Zahnfleisch, der Därm, des Afters und der Muter (Gebärmutter), mit einem Federlin angestrichen oder im Mund gehalten oder darein ein Klistier getan. Die Rosen gedörrt und gepulvert und in rotem Wein getrunken, stillen den Bauchfluß und das Blutspeyen, in die Wunden gestreut, heilen dieselben.

Die Rosen übergelegt bringen den Schlaf. Die Frucht gedörrt und zu Pulver gestoßen und getrunken, treiben den Harn und den Lendenstein.«

Was die Heckenrose wirklich leisten kann

Heute gilt das pharmazeutische Interesse ausschließlich der Hagebutte. Anzumerken ist lediglich, daß das Rosenöl in der Lebensmittelindustrie und für kosmetische Zwecke von Bedeutung ist. Dieses Öl ist sehr teuer, da man für einen Liter Öl 3–4 Tonnen Rosenblätter benötigt. Das Rosenöl riecht dann auch noch sehr unangenehm, erst bei starker Verdünnung entfaltet es seinen angenehmen Duft.

Die Hagebutte wird heute noch in der Volksmedizin eingesetzt. Dabei wird die adstringierende Wirkung der Gerbsäure in der Hagebutte zur Behandlung von Magen- und Darmkatarrhen genutzt; auch seine harntreibende Eigenschaft wird hervorgehoben.

Bessere Dienste jedoch kann die Hagebutte als Vitaminträger leisten. Der Vitamingehalt dieser Droge ist aber großen Schwankungen unterworfen – je nach Sorte, Standort, Erntezeit und der Art der Trocknung. Jedenfalls machen die gesamten Inhaltsstoffe die Hagebutte zu einer hochwertigen Frucht, aus der man einen angenehm schmeckenden Tee bereiten kann. Vor allem in Zeiten, in denen Erkältungskrankheiten drohen, ist dieser Tee wegen seines Vitamingehalts ein hervorragendes Vorbeugungs- und auch Heilmittel. Der Vitamin-C-Gehalt der Hagebutte kann bis zu zehnmal höher liegen als der der Schwarzen Johannisbeere.

Vom Vitamin C weiß man, daß es – neben anderen wichtigen Aufgaben im Stoffwechsel – die Abwehrkräfte des Körpers gegen Infektionskrankheiten erhöht. Bei Erkältungskrankheiten mit leichtem Fieber ist die Hagebutte somit das Mittel der Wahl. Zudem hat sich diese Droge als Bestandteil von Teemischungen zur Frühjahrskur bewährt. Dabei kann man noch die mild laxierende Wirkung der Fruchtsäuren nutzen.

Zubereitung

Für eine Tasse Tee benötigt man etwa 2 Teelöffel getrocknete und zerkleinerte Hagebutten, man läßt aufkochen und einige Minuten ziehen, seiht ab und trinkt 3–4mal täglich 1 Tasse davon.

Hirtentäschelkraut *Capsella bursa pastoris*
(Täschelkraut, Seckelkraut, Blutwurz)

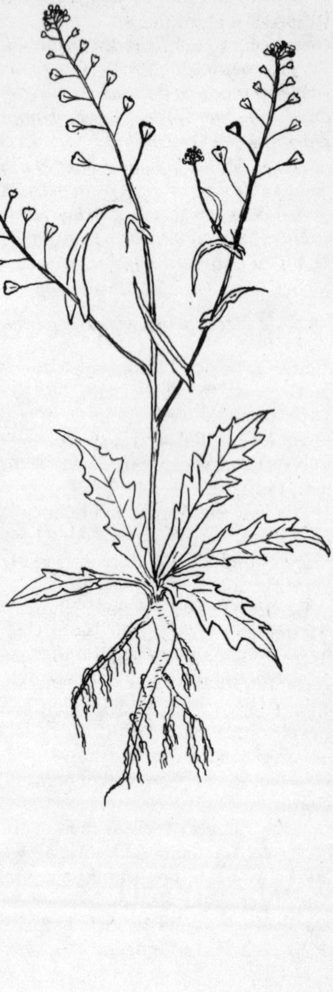

Beschreibung und Vorkommen

Wurzel, Stengel, Blatt

Spindelförmige Wurzel. Stengel ästig, bis 30 cm hoch. Grundständige Blätter in Rosette stark geschlitzt; die höher am Stengel stehenden Blätter sind ganzrandig mit breiten Öhrchen.

Blüte, Frucht

Kleine, grüne Blüten stehen in Doldentrauben. Die Schötchen sind dreieckig, verkehrt eiförmig (= Hirtentasche)

Vorkommen, Bemerkungen

Als Kulturbegleiter auf Acker, Grünland, im Garten weit verbreitet. Einjährig.

Verwendet wird das Kraut, das während der Blütezeit April–September gesammelt wird.

Inhaltsstoffe: Hauptbestandteile sind Amine, wie Cholin, Histidin und Tyramin.

Was die Alten vom Hirtentäschelkraut hielten

Im Mittelalter hieß das Hirtentäschelkraut Sanguinaria, da man von ihm annahm, daß es Blutungen stillen könne. Als Blutwurz wird diese Droge bei Hildegard von Bingen erwähnt; sie wird vor allem als blutstillend gegen Harnbluten und Blutspeien empfohlen.

Leonhart Fuchs beschreibt seine *»Krafft und Würckung«* so:

»Däschelkraut mit Essig gestoßen und übergelegt, kühlet die hitzigen Geschwulste und treibt hinter sich alle Flüsse.

Ist auch gut, dieser Gestalt gebraucht, zu dem Rotlauf und denen, so der Magen entzündet ist.

Es schreiben etliche, daß dies Kraut das Bluten stille, so man's nur in der Hand halte.

Das Kraut gedörrt und in rotem Wein gesotten und getrunken, stillt allerlei Bauchflüss, das Blutspeien und den übrigen Fluß der Weiber. Es heilet auch allerlei frische Wunden, so man's Pulver in dieselbigen streut. In Summa, Däschelkraut ist fürnehmlich gut zur Blutstillung.«

Was das Hirtentäschelkraut wirklich leisten kann

»... ist fürnehmlich gut zu der Blutstillung.« – Diese Eigenschaft des Hirtentäschelkrauts hat über die Jahrhunderte bis heute ausschließlich in der Volksmedizin gewirkt. Einziges Anwendungsgebiet sind anomale Blutungen, es wird bei Nasenbluten, anomalen Blutungen bei Geburt und Menstruation und bei Hämorrhoidalblutungen eingesetzt.

Manche Autoren berichten, daß die blutstillende Wirkung nicht von der Pflanze, sondern von dem Pilz Cystopus candidus ausgehe, der diese Pflanze befällt.

Es ist jedoch zu betonen, daß die blutstillende Wirkung dieser Droge nur schwach und zudem noch unsicher ist. Aus diesem Grunde wird Hirtentäschel heute kaum noch bei Blutungen eingesetzt. Zu starke Blutungen bei Frauen müssen ohnehin ärztlich behandelt werden, weil sich dahinter schlimmere Leiden, vielleicht sogar Krebs, verbergen können.

Holunder *Sambucus niger*
(Holler, Holder)

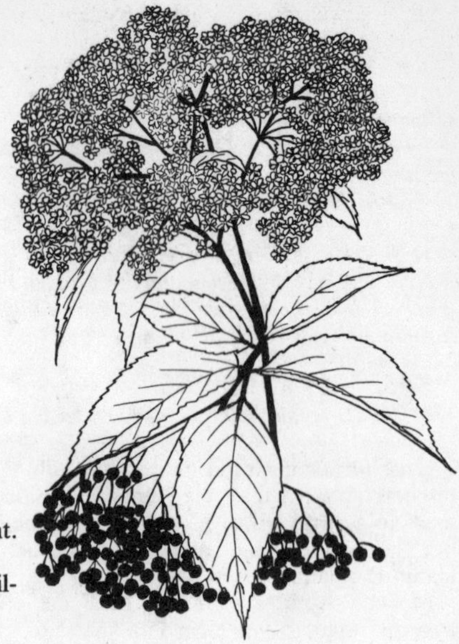

Beschreibung, Vorkommen

Wurzel, Stengel, Blatt

Strauch oder Baum bis zu 7 m hoch. Äste bogenförmig abwärts gekrümmt. Junge Rinde warzig, Mark weich, weiß. Blätter unpaarig gefiedert, Teilblätter eiförmig zugespitzt, gesägt.

Blüte, Frucht

Weißgelbliche Blüten in aufrechten, großen, flachen Trugdolden, später hängend, stark duftend. Schwarze Beeren auf rotem Stiel.

Vorkommen, Bemerkungen

An Waldrändern, in Hecken und Zäunen, in Gärten.

Verwendet werden Blüte und Frucht. Die Blüten werden im Juni/Juli gesammelt und sehr schonend getrocknet, dann werden die Blüten vorsichtig mit den Fingern von den Stielen gestreift. Eine gute Droge duftet stark und hat ein elfenbeinfarbenes Aussehen. Reife Früchte kann man ab Ende August sammeln und zu »Fliederbeersaft« verarbeiten.

Inhaltsstoffe: Blüte: Flavonglykoside (Rutin), Schleim, Zucker, Gerbstoff, wenig ätherisches Öl, nicht näher bekannte schweißtreibende und fiebersenkende Substanzen.

Beeren: 3% Gerbstoff, Vitamin A und C, Farbstoffe.

Was die Alten vom Holunder hielten

In den Volkssagen ist häufig vom Holunder die Rede. Früher hatten die meisten Bauern einen Holunderbusch auf ihrem Hof. Dieser Busch war der Frau Holle, dem Totengeist der Germanen, geweiht, und sie verlieh ihm besondere Kräfte. Niemand wagte es, den Holunderbusch auszureißen. Wer im Schatten eines Holunderstrauches schläft, ist vor Schlangen, Mücken und Zauber sicher.

Der Holder bietet dem Landmann eine vollständige Hausapotheke, denn alle Pflanzenteile dienen der Behandlung irgendeiner Krankheit. *Albertus Magnus* bestätigt, daß die Holunderrinde abwärts geschabt zu Durchfall führt und aufwärts geschabt Erbrechen erzeugt. Diese Ansicht findet man auch bei sibirischen Völkern, in Rumänien und bei den Winnebago-Indianern Nordamerikas.

Als besonders wirksam galt das Berühren des Strauches; damit konnte man Krankheiten »wenden«, d. h. auf ihn übertragen.

Otho Brunnfelß bespricht einige Anwendungsgebiete des Holder so:

»Holderblätter in altem Wein gesotten ist wohl dem Magen nicht gut, treibt aber gewaltig das Wasser aus dem Leib. Ist sehr gut, so sich jemand gebrannt, also frisch darauf gelegt, denn es kühlt.

Der Saft ist gut wider das Hirnwüten.

Die Beeren treiben den Harn.

Holderwurzel geschält und über nacht in Wein gelegt, durch ein Tuch geschlagen und getrunken, reizet zu Unwillen (Übelkeit) und purgiert den Leib von bösen Feuchtigkeiten.

Das Wasser von Holderblumen destilliert ist den Wassersüchtigen gut.«

Was der Holunder wirklich leisten kann

Von den Pflanzenteilen des Holunder spielt heute nur noch die Blüte, allenfalls noch die Frucht pharmakologisch eine Rolle. Sie werden jedoch in ganz anderer Weise eingesetzt als früher üblich.

Der aus Holunderblüten bereitete Tee wirkt – heiß getrunken – schweißtreibend und fiebersenkend, er gleicht in seiner Wirkung dem Lindenblütentee. Die Inhaltsstoffe der Holunderblüte aktivieren zudem die Abwehrkräfte des Körpers, so daß diese Droge ein probates Mittel bei fiebrigen Erkältungskrankheiten darstellt. Einige Wissenschaftler bezweifeln allerdings den schweißtreibenden Effekt dieser Blüte; es sei vielmehr die Zufuhr großer Mengen heißer Flüssigkeit, die die Kranken in Schweiß ausbrechen lasse. Nachgewiesen ist allerdings die fiebersenkende Wirkung der Flavonoide der Blüte; sie sind auch verantwortlich für deren harntreibende Eigenschaft.

Die Holunderbeeren, auch Fliederbeeren genannt, sind medizinisch wertvoll wegen ihres Gehaltes an Vitamin A und C. Ihr Fruchtsäuregehalt wirkt zudem noch leicht abführend.

Zubereitung

Zur Bereitung des *Schwitz-Tees* nimmt man 1 gehäuften Teelöffel getrocknete Holunderblüten – besser noch Holunderblüte und Lindenblüte im gleichen Verhältnis – auf 1 Tasse heißes Wasser, läßt 10 Minuten ziehen und trinkt davon 3–4 Tassen heiß am Tage, mit Honig gesüßt.

Die *Früchte* werden ausgepreßt und im Verhältnis 1:4 mit Wasser gemischt.

Hopfen *Humulus lupulus*
(Hoppen, Hopf)

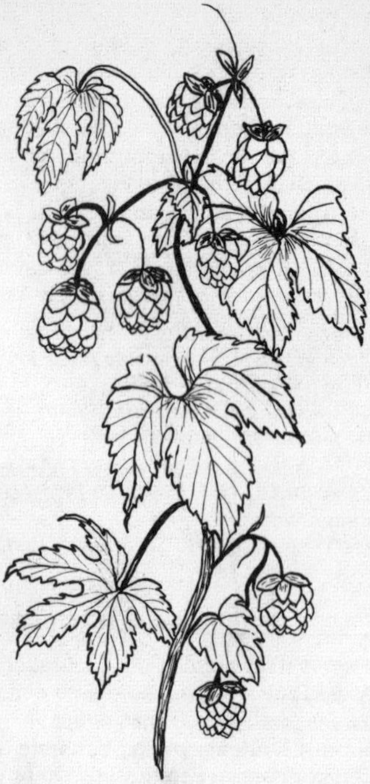

Beschreibung und Vorkommen

Wurzel, Stengel, Blatt

Bis zu 6m langer, rauher, kantiger, rankender Stengel. Blätter gegenständig, 3–5lappig, am Grund herzförmig, grob gesägt, behaart.

Blüte, Frucht

Blüten zweihäusig, männliche Blüten bilden herabhängende Rispe; weibliche Blüten sind zu schuppigen Zapfen vereint. Früchte gelbgrüne Zapfen.

Vorkommen, Bemerkungen

Anbau in Großplantagen. Wild im Gebüsch und Auewäldern.
Hopfen gehört zu den Hanfgewächsen, wie der Indische Hanf, hat aber dessen fragwürdige Eigenschaften nicht.
Mehrjährig.

Verwendet wird die weibliche Blüte, die im Juli gesammelt wird; das Trocknen ist sehr schwierig und ist ohne Spezialanlagen (Darre) kaum durchzuführen.

Inhaltsstoffe: Die weibliche Blüte enthält die Bitterstoffe Lupulen und Humulen; daneben noch weitere Bitterstoffe, bis zu 1,7% ätherisches Öl mit ca. 200 verschiedenen Verbindungen.

Was die Alten vom Hopfen hielten

Wer einen Kranz von Hopfen trug, verkündete damit, daß er heiteren Gemüts ist. Wenn man aber jemandem befiehlt, eine Hopfenranke zu tragen, so deutete man an, daß er mehr geschwätzt habe, als er verantworten kann; denn der Hopfen trägt viel mehr Blüten als andere Pflanzen und bringt doch keine nützlichen Früchte.

In Rußland war der Hopfen ein Sinnbild des Gedeihens und der Fruchtbarkeit. Dort bestand die Sitte, die Braut am Hochzeitsmorgen mit Hopfenblüten zu überschütten. Bei uns allerdings sagt man von einem Menschen, der trotz aller Ermahnungen keine Lehre annimmt: »Bei dem ist Hopfen und Malz verloren.«

Leonhart Fuchs schreibt dem Hopfen folgende *»Krafft und Würckung«* zu:

»Hopfen reinigen das Blut, treiben aus beiderlei Gallen. Sie verzehren auch allerlei Geschwulst.

Seind gut den Wassersüchtigen.

Der Saft von Hopfen, roh eingenommen, treibt kräftig durch den Stuhlgang. So er aber gesotten wird, ist er gut zu allerlei Verstopfung der inwendigen Glieder, aber er treibt weniger den Stuhlgang.

Gedachter Saft in die Ohren getan, schützt sie vor allerlei Fäulnis und vertreibt den Gestank darinnen.

Der Hopfen eröffnet auch die Muter (Gebärmutter), macht harnen. In Summa, hat alle Würckung, so von Galen den bitteren Dingen zugeeignet seind.«

Was der Hopfen wirklich leisten kann

Allgemein bekannt ist, daß der Hopfen dem Bier zugesetzt wird. Er gibt ihm den leicht bitteren Geschmack und macht es haltbarer, da einige der Bitterstoffe antibakteriell wirken.

In der Volksmedizin wird der Hopfen als Beruhigungsmittel verwendet; vor allem in der Mischung mit Baldrian hat er seine sedierende Wirkung bewiesen. Zusammen mit Weißdorn und Baldrian wird die Verwendung dieser Droge als Kreislaufmittel empfohlen.

Die erwähnte sedierende Wirkung des Hopfens kann man mit gutem Erfolg einsetzen bei der Behandlung von Schlafstörungen, vor allem zur Förderung des Einschlafens und auch bei allgemeiner Nervosität. Angeblich soll der Hopfen die geschlechtliche Übererregbarkeit dämpfen, zu vermuten ist allerdings, daß diese Dämpfung nur eine Teilerscheinung der allgemein beruhigenden Wirkung des Hopfens ist. Immerhin sagt man, daß starke Biertrinker weniger sexuelle Lust entwickeln.

Zubereitung

Da die wesentlichen Wirkstoffe des Hopfens – Lupulen und Humulen – wenig haltbar sind, weil sie durch Luft- und Lichteinwirkung schnell abgebaut werden, sollte man auf Hopfenpräparate aus der Apotheke zurückgreifen und diese nach Vorschrift anwenden.

Huflattich *Tussilago farfara*
(Roßhuf, Brandlattich)

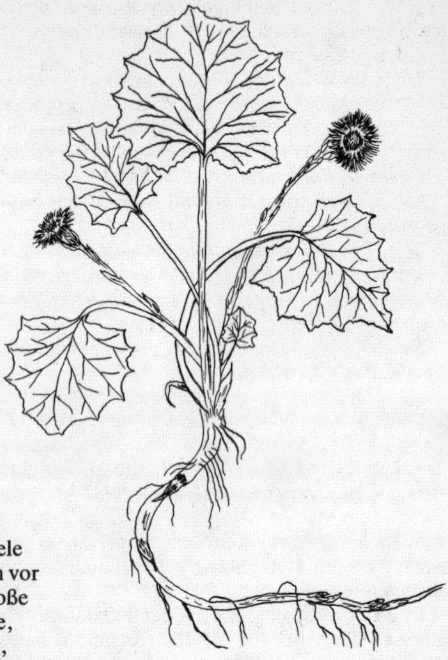

Beschreibung und Vorkommen

Wurzel, Stengel, Blatt

Wurzelstock stark verzweigt, horizontale Ausläufer. Blütenstiele beschuppt, weißfilzig, erscheinen vor den Blättern, bis 25 cm hoch. Große Blätter in grundständiger Rosette, langgestielt, rundlich-herzförmig, oberseits dunkelgrün, unterseits weißfilzig, gezähnt.

Blüte, Frucht

Gelbe Korbblüten, Randblüten sind Strahlenblüten, zungenförmig, goldgelb. Schließfrucht mit Federkrone.

Vorkommen, Bemerkungen

An Gräben, feuchten Stellen im Acker, an Wegrändern. Ausdauernd.

Verwendet werden die Blätter, die man am besten im Juni/Juli sammelt, wenn sie handgroß sind. Die Blüten enthalten weniger Wirkstoffe. Die Blätter werden in einer Schicht nebeneinander – nicht übereinander – zum Trocknen ausgelegt.

Inhaltsstoffe: 7–8% Schleimstoffe, Bitterstoffe, 17% Gerbstoffe, Saponin, ätherisches Öl, Flavonglykoside.

Was die Alten vom Huflattich hielten

Seit jeher ist der Huflattich für den Bauern ein lästiges Unkraut, das wegen seines starken Wurzelwerks nur schwer zu bekämpfen ist. Der Gattungsname Tussilago (tussis = Husten) deutet auf die Verwendung dieser Pflanze in der Medizin hin, sie wurde durch die Jahrhunderte hindurch von den Ärzten gegen den Husten verschrieben.

Dioscorides schreibt über *»Krafft und Vermögen«* des Huflattich:

»Seine Blätter gestoßen, mit Honig vermischt und übergelegt, heilet die Rose oder Rotlauf und alle Entzündungen.

Der Rauch von den angezündeten, gedörrten Blättern durch einen Trichter mit offenem Mund empfangen, heilet den trockenen Husten und kurzen, schweren Atem, bei welchem der Mensch allein sitzend atmen muß, und er bricht durch auch die Apostema (Geschwüre) der Brust.

Der Dampf der angezündeten Wurzel hat dieselbige Tugend und Würckung; die Wurzeln in Honigwasser gesotten und getrunken hilft der toten Frucht aus dem Mutterleib.«

Was der Huflattich wirklich leisten kann

Huflattich hat sich als eines der besten pflanzlichen »Brustmittel« bis heute bewährt. Er kann vor allem beim festsitzenden Husten wirkliche Hilfe bringen. Der Huflattich, wie auch andere Hustenkräuter, kann den Husten nicht heilen; er bringt aber Linderung, und das ist eine wichtige Voraussetzung für den endgültigen Heilungsprozeß. Es geht darum, die lästigen Hustenanfälle zu behandeln, die den Kranken vor allem morgens quälen.

Die Schleimstoffe des Huflattich haben örtliche Wirkung: sie hüllen die Schleimhäute der oberen Atemwege ein, mildern dadurch den quälenden Hustenreiz und erleichtern das Abhusten. Die Inhaltsstoffe dieser Droge sind zudem noch entzündungswidrig, diese Eigenschaft unterstützt zusätzlich den Heilungsvorgang.

Nach einem alten, bewährten Rezept soll man morgens vor dem Aufstehen den Huflattichtee mit viel Honig trinken. Er hilft beim Abhusten der festsitzenden Schleimsekrete, die ja mit Krankheitserregern durchsetzt sind. Auf diese Weise wird nicht nur der unangenehme Hustenreiz beseitigt, sondern der Heilungsprozeß erst eingeleitet.

Es wurde schon gesagt, daß Huflattich den Ursachen dieser Krankheit nicht beikommen kann. Bei Husten mit gelblichem Auswurf, bei Bluthusten, Husten mit Fieber, der über längere Zeit andauert, muß der Arzt hinzugezogen werden.

Zubereitung

2 Teelöffel zerkleinerte Huflattichblätter werden auf 1 Tasse kochendes Wasser gegeben, man läßt 10 Minuten ziehen, seiht ab und süßt mit viel Honig. Diesen Tee stellt man am besten abends in einer Thermosflasche bereit, um ihn morgens vor dem Aufstehen trinken zu können. Im Laufe des Tages trinkt man diesen Huflattichtee noch einige Male; er soll warm sein und schluckweise getrunken werden.

Johanniskraut *Hypericum perforatum*
(Hartheu)

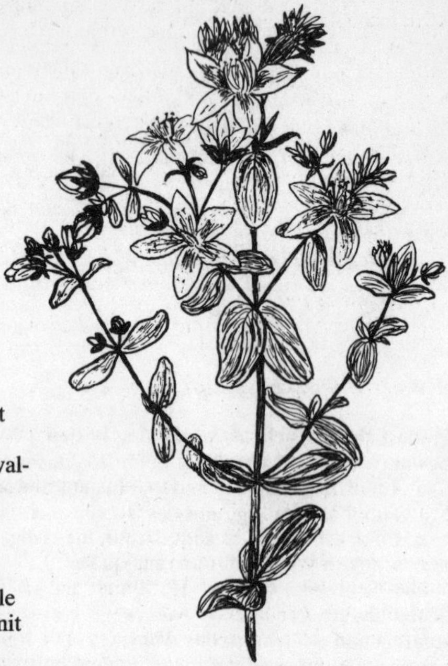

Beschreibung und Vorkommen

Wurzel, Stengel, Blatt
Stengel bis zu 50 cm hoch, erscheint durch 2 Leisten 2kantig, markig. Blätter ungestielt, gegenständig, ovallänglich, durchsichtig punktiert.

Blüte, Frucht
Gelbe Blüten mit 5 Blütenblättern stehen in Doldenrispen. Blütenstiele und Kronenblätter haben Drüsen mit rotem Farbstoff. Frucht ist dreifächrige Kapsel, die sich bei trockenem Wetter öffnet und bei feuchtem schließt.

Vorkommen, Bemerkungen
Gebüsch, Wegränder, Wiesen, Trockenhänge.
3 wichtige Erkennungszeichen: 2kantiger Stengel, perforierte Blätter, gegen Licht gehalten, leicht zu erkennen; zerreibt man Blütenrispen zwischen Fingern, tritt roter Saft aus.
Mehrjährig.

Verwendet wird das Kraut mit der Blüte, das während der Blütezeit im Juli/August gesammelt und gebündelt zum Trocknen aufgehängt wird.

Inhaltsstoffe: bis zu 10% Gerbstoffe, bis zu 0,9% ätherisches Öl. Flavonglykoside, rote Farbstoffe, darin enthalten Hypericin.

Was die Alten vom Johanniskraut hielten

In den Volkssagen wird Johanniskraut häufig behandelt. Der Saft des Krautes wurde den Hexen eingegeben, damit sie bei der Folter die »Wahrheit« sagten. Steckte man Johanniskraut ins Fenster, schlug der Blitz nicht ein. Unsere Altvorderen bekränzten sich mit diesem Kraut, wenn sie am Johannistag (24. Juni) tanzten. Danach warfen sie das Kraut über den Fluß oder über das Hausdach und hatten ein Jahr lang die Aussicht auf Glück und Gesundheit. Wer das Kraut bei sich trug, war gegen Kugeln, Hieb- und Stichwaffen gefeit und konnte auch die Liebe und Freundschaft derjenigen erringen, denen man gefallen wollte.

Immer wieder auch wurde beschrieben, daß dieses Kraut gegen Liebeszauber, Schwindel und melancholische Gedanken hilft.

Auch als Heilpflanze wurde Johanniskraut früh entdeckt. *Leonhart Fuchs* schreibt ihm diese *»Krafft und Würckung«* zu:

»Sankt Johanniskraut mit Blumen und Blättern gesotten und getrunken treibt den Harn. In Wein gesotten und getrunken vertreibt es das Fieber.

Die Blätter, mit dem Samen übergelegt, heilen den Brand. Die Blätter gedörrt und zu Pulver gestoßen in die faulen Schäden gestreut, heilen dieselben.«

Was das Johanniskraut wirklich leisten kann

Von all den »Würckungen«, die Leonhart Fuchs dem Johanniskraut beimißt, ist heute vielleicht noch praktizierbar: »... und heilet den Brand«. Johanniskrautöl wird immer noch zur Behandlung von Rheuma und zur Unterstützung der Wundheilung äußerlich angewandt.

Wichtiger aber ist der Einsatz dieser Droge bei leichteren Formen von Depressionen. Das Hypericin im roten Farbstoff des Johanniskrauts kann durch seine euphorisierende und antidepressive Eigenschaft die »Stimmung« deutlich verbessern und Ausgeglichenheit und »gute Laune« zurückbringen.

Um diese Depressionen dämpfen zu können, muß man allerdings größere Dosen Johanniskraut über längere Zeit kurmäßig einnehmen. Die Wirkung stellt sich etwa nach 14 Tagen ein. Schwere Depressionen können mit dieser Droge nicht geheilt werden.

Bei leichteren depressiven Zuständen ist Johanniskraut jedoch ein vollwertiger Ersatz für die chemischen Antidepressiva, zu denen man nur allzu gern greift, ohne die Nebenwirkungen zu bedenken. Bei Angst- und Unruhezuständen – gerade bei Frauen in den Wechseljahren – ist diese Pflanze in der modernen Medizin durchaus anerkannt. Sie hat sich sogar bei der Behandlung des Bettnässens bewährt; das ist gar nicht so erstaunlich, wenn man bedenkt, daß dieses Leiden zumeist seelischen Ursprung hat.

Man hat beobachtet, daß das Hypericin beim Weidevieh Lichtempfindlichkeit hervorruft. Auch beim Menschen konnte diese Wirkung festgestellt werden. Ansonsten sind bei der Verwendung des Johanniskrautes keine Nebenwirkungen zu erwarten, auch wenn man es über längere Zeit anwendet.

Zubereitung

2 Teelöffel der getrockneten und zerkleinerten Droge mit 1 Tasse Wasser zum Kochen bringen, kurz ziehen lassen, abseihen. Dieser Tee muß bei Behandlung von Depressionen 2mal täglich über mehrere Wochen getrunken werden.

Kalmus *Acorus calamus*
(Magenwurz, Deutscher Ingwer)

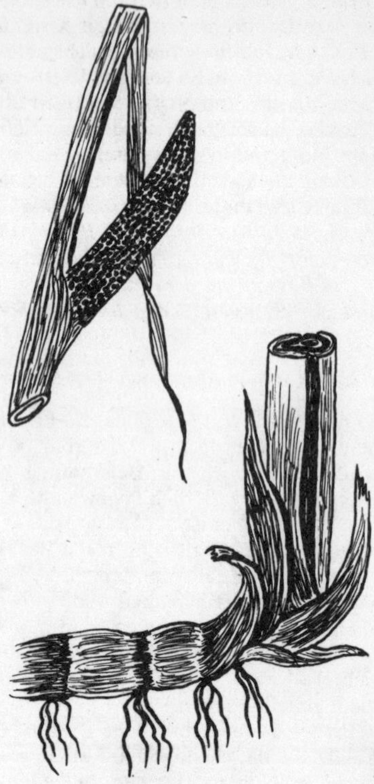

Beschreibung und Vorkommen

Wurzel, Stengel, Blatt
Wurzel dick, kriechend, aromatisch riechend. Stengelschaft plattgedrückt mit einer scharfen und einer rinnenförmigen Kante. Blätter linealisch-schwertförmig, schilfartig, ganzrandig.

Blüte, Frucht
Gelbgrüne Blütenkolben mit Zwitterblüten, Kolben fingerlang, gekrümmt, seitlich abstehend; bildet keine Samen, Fortpflanzung vegetativ.

Vorkommen, Bemerkungen
Stammt aus Mittelmeerraum, hat sich bei uns eingebürgert; an Teichufern, an langsam fließenden Gewässern. Mehrjährig.
Gehört zu den Aronstabgewächsen.

Verwendet wird die Wurzel, die im zeitigen Frühjahr vor der Blattentwicklung oder im Herbst ausgegraben werden muß. Sie wird längsgespalten, in 10 cm lange Stücke geschnitten und in trockenen Räumen zum Trocknen ausgebreitet.

Inhaltsstoffe: bis zu 5% ätherisches Öl; 0,2% des glykosidischen Bitterstoffs Acorin, geringer Gerbstoffgehalt.

Was die Alten vom Kalmus hielten

In den Volkssagen ist vom Kalmus nicht die Rede. *Dioscorides* schreibt über ihn:

»Der wohlriechende Kalmus hat eine Kraft, damit er den Harn treibt. Der wohlriechende Kalmus getrunken oder ein Zäpflin davon gemacht und in die Scham getan, treibt die Monzeit (Regel) der Frauen.

Der Kalmus allein für sich oder mit Terpentin vermischt, angezündet und der Rauch davon in den Mund durch ein Rohr empfangen, vertreibt den Husten.«

Berichtet wird an anderer Stelle von der wohltuenden Wirkung des Kalmus auf den Magen. In einem weiteren Kräuterbuch ist zu lesen:

»Den hohen Herrn pflegte man Kalmus in Zucker einzumachen, davon essen sie am Morgen nüchtern, wenn sie des Nachts zu tief in die Tränke geritten sind.«

Kalmus spielte in der altindischen und abendländischen Medizin als Magenmittel und Aphrodisiakum eine Rolle.

Was die Kalmuswurzel wirklich leisten kann

Der aromatische Geruch dieser Wurzel deutet schon auf ihre belebende, nervenstärkende und tranquilisierende Wirkung hin. Diese Droge wird heute vornehmlich bei Magen- und Darmbeschwerden eingesetzt, die ihren Ursprung im vegetativen Nervensystem haben oder psychisch bedingt sind.

Kalmus ist ein typischer Vertreter der aromatischen Bitterstoffe. Da sowohl die Bitterstoffe als auch das ätherische Öl Heilwirkung zeigen, ist Kalmus vielseitig verwendbar. Innerlich gebraucht dient er als Magenmittel bei Appetitlosigkeit, bei empfindlichem, »nervösem« Magen und bei chronischem Magenkatarrh. Die Bitterstoffe der Kalmuswurzel regen auf reflektorischem Wege die Verdauungssaftsekretion an und wirken auf die Peristaltik ein; so sorgt diese Droge für das Funktionieren der dem Willen nicht unterworfenen Organe, und die vegetativen Störungen als Ursachen dieser Leiden werden behoben.

Auch bei Völlegefühl und bei unangenehmen Blähungen kann Kalmus Hilfe bringen. Übersäuerung des Magens und leichtere Formen der Magenschleimhautentzündung werden erfolgreich mit dieser Droge behandelt.

Äußerlich angewendet leistet Kalmus gute Dienste als Zusatz zu Gurgelwässern bei der Behandlung von Entzündungen im Mund- und Rachenraum. Kalmustinktur – ein alkoholischer Auszug aus der Kalmuswurzel – sollte man einmal bei rheumatischen Schmerzen und bei Neuralgien versuchen. Kalmusbäder haben sich bei Erschöpfung, Nervenschwäche und zu niedrigem Blutdruck bewährt. Da diese Bäder tonisierend wirken, sollte man sie nicht abends, sondern morgens mit anschließender Bettruhe nehmen.

Zubereitung

2 Teelöffel getrocknete und zerstoßene Kalmuswurzel in 1 Tasse Wasser aufkochen, 10 Minuten ziehen lassen, abseihen. 2mal täglich 1 Tasse trinken, bei Appetitlosigkeit vor dem Essen, sonst nach den Mahlzeiten.

Der gleiche Auszug kann auch zu Gurgelwässern und zur äußerlichen Verwendung genommen werden.

Bei Rachenkatarrh und zur Abgewöhnung des Rauchens kann man auch die Kalmuswurzel kauen.

In Mullbinden eingenähte Wurzelstücke gibt man Kleinkindern bei Beschwerden durch das Zahnen.

Die frischen Wurzeln wirken brechreizerregend.

Kamille, echte *Matricaria chamomilla*
(Mutterkraut)

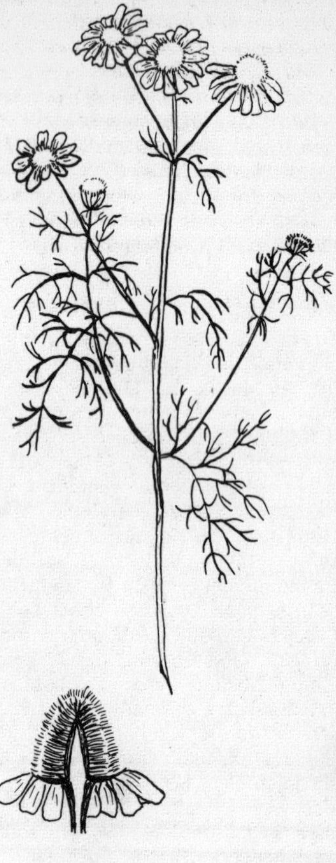

Beschreibung und Vorkommen

Wurzel, Stengel, Blatt

Stengel bis zu 50 cm hoch, verästelt, aufrecht. Blätter doppelt bis 3fach gefiedert, fast fadenförmig.

Blüte, Frucht

Korbblüte auf langen Stielen, Blütchen gelb, Randblüten weiß, herabhängend. Blütenboden kegelförmig, hohl

Vorkommen, Beschreibung

Häufiges Unkraut auf Äckern (Wintergetreide), Wege, Schutt. Einjährig.
Ganze Pflanze riecht aromatisch. Leicht zu verwechseln mit der geruchlosen Kamille – die hat halbkugeligen, *gefüllten* Blütenboden!

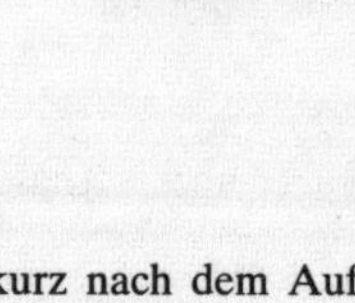

Verwendet werden Blütenkörbchen, die kurz nach dem Aufblühen gesammelt werden, weil dann der Wirkstoffgehalt am höchsten ist. Die Blüten werden in dünner Schicht im Schatten ausgebreitet und ohne zu wenden solange getrocknet, bis die Blütenköpfchen innen völlig trocken sind. Niemals an der Sonne oder am Ofen trocknen, da sonst das flüchtige ätherische Öl ausgetrieben wird.

Inhaltsstoffe: 0,5–1,5 % ätherisches Öl, darin enthalten das entzündungswidrige Chamazulen, daneben Cumarine, die krampflösend wirken, und ebenfalls krampflösende Flavonglykoside und Bitterstoffe.

Was die Alten von der Kamille hielten

Die Heilkräfte der Kamille wurden schon seit altersher genutzt. Sie war als Heil- und Haarpflegemittel bekannt. Besondere Bedeutung erlangte sie in der Frauenheilkunde, was den Gattungsnamen Matricaria erklärt.

Leonhart Fuchs schreibt über die Kamille:

»Wenn man davon trinkt oder darin badet, so bringen sie den Frauen ihre Zeit und treiben den Harn und Stein. Sie vertreiben die Blähungen und Winde.

Kamillen in Wasser gesotten und über die Blasen gelegt, lindern ihre Schmerzen, treiben den Harn kräftiglich. Im Wasser gesotten und im Munde gehalten, vertreiben sie die Mundfäule.«

Otho Brunnfelß fügt dem noch hinzu:

»Das Öl dieser Blumen wird genannt ein gebenedeit Öl, denn es ist seinesgleichen nicht mit Schmerzen legen.«

Was die Kamille wirklich leisten kann

Die Kamille ist zwar heute Bestandteil jeder Hausapotheke, aber nicht alle wissen, welche Heilkräfte ihr wirklich innewohnen. Die Wissenschaft hat sich immer wieder mit den Eigenschaften dieser Droge auseinandergesetzt, und sie kam zu dem Ergebnis, daß diese Pflanze mehr ist als ein Hausmittelchen.

Drei Heilwirkungen fand man heraus: Die Kamille ist entzündungshemmend, krampflösend, wundheilungsfördernd. Diese Pflanze bietet ein Beispiel dafür, wie aus einer unscheinbaren Heilpflanze ein echtes Medikament werden kann, wenn sich die Wissenschaft einer Pflanze nur gründlich genug annimmt.

Vor allem die keimhemmenden Eigenschaften der Kamille macht man sich bei Entzündungen im Magen- und Darmkanal und bei Magengeschwüren zunutze. Das Chamazulen wirkt der Entzündung der Schleimhäute entgegen, weil es die durch den Entzündungsprozeß erweiterte Kapillarerweiterung rückgängig macht. Außerdem fördert es die Abheilung der Magengeschwüre und beseitigt infolge seiner krampflösenden Wirkung die Schmerzen in diesem Bereich.

Äußerlich angewandt hat sich die Kamille bei entzündlichen Zuständen der Mund- und Rachenhöhlen einschließlich der Nebenhöhlen in Form von Spülungen oder Inhalationen bewährt. Sehr zu empfehlen sind auch Kamillebäder zur Behandlung von Entzündungen der Haut und Schleimhäute.

In der Kosmetik findet Kamilletinktur oder Kamillensalbe Verwendung bei rissiger, rauher Haut, bei Entzündungen der Lippen und bei Zahnfleischbluten.

Zubereitung

Tee: 2 Teelöffel Kamillenblüten auf 1 Tasse kochendes Wasser geben, 10 Minuten ziehen und bei zugedecktem Topf abkühlen lassen. Diesen Tee bis zu 5mal je Tag warm trinken.

Auszug für den äußerlichen Gebrauch: 2 Eßlöffel Kamilleblüte auf ½l Wasser geben, aufkochen lassen, abgedeckt ziehen lassen und den Dampf des nochmals zum Kochen gebrachten Absuds inhalieren oder für Spülungen verwenden.

Rollkur bei Gastritis (Magenschleimhautentzündung) und Magengeschwüren: Kamillentee warm, schluckweise morgens nüchtern im Bett trinken. 10 Minuten in Rückenlage bleiben, 10 Minuten auf rechter Seite, 10 Minuten auf linker Seite und 10 Minuten auf dem Bauch liegen. Mit dieser Kur ist gewährleistet, daß alle Partien des Magens mit dem Tee in Berührung kommen.

Knoblauch *Allium sativum*

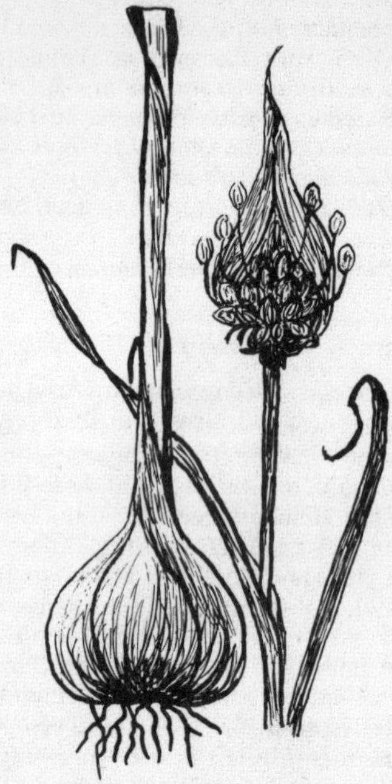

Beschreibung und Vorkommen

Wurzel, Stengel, Blatt

Zwiebel mit seidigem Häutchen, mehrere Nebenzwiebeln, Zehen genannt. Bis zu 80 cm hoher Stengel, untere Abschnitte des St. von Stengelblättern umschlossen; Blätter linealisch, länglich, 1 cm breit, an Rändern rauh.

Blüte, Frucht

An Stengelspitze bilden weiße Blüten eine Dolde, unter dieser ein langes, farbloses Blatt.

Vorkommen, Bemerkungen

In Süd- und Osteuropa beheimatet, wird in Mittel- und Südeuropa als Kulturpflanze angebaut.
Mehrjährig

Verwendet wird die Zwiebel, die September/Oktober geerntet und dann mit dem Kraut zusammen in trockenen Räumen aufgehängt wird.

Inhaltsstoffe: 0,1–0,3 % schwefelhaltiges ätherisches Öl; Alliin das sich beim Zerreiben der Zwiebel in Allicin umwandelt, eine schwefelhaltige Substanz, die für den typischen Knoblauchgeruch und die bakteriostatische Wirkung verantwortlich ist; bei der Umwandlung entsteht zudem Ammoniak; ferner die Vitamine A, B, C und Saponine.

Was die Alten vom Knoblauch hielten

Wohl wegen seines starken Geruchs diente der Knoblauch zu allerlei Zauberei und Aberglauben. So sollte der Bräutigam am Hochzeitstage Knoblauch bei sich tragen, um die neidischen Elfen fernzuhalten. Man rieb seinen Körper mit Knoblauch ein, um Hexen abzuschrecken, denen der Geruch unerträglich war.

Als Gewürz und auch als Heilmittel hat der Knoblauch eine lange Tradition. *Otho Brunnfelß* beschreibt seine Kraft so:

»Knoblauch ist der Bauern Theriak (Allheilmittel), ist aber ein gewisses Wort. Denn er ist ein Speis und Artzeney.

Ein böses hat er, daß er stinket.

Machet harnen. Macht eine klare Stimm. Und nämlich, so benimmt er den alten Husten, gekocht oder roh.

Macht Neigung zum Schlaf und Lust zu ehelichem Werke.«

Was der Knoblauch wirklich leisten kann

Allgemein bekannt ist die Verwendung des Knoblauchs als Küchengewürz. Daneben schreibt man ihm aber ganz erstaunliche pharmazeutische Eigenschaften zu, was die Wissenschaft veranlaßte, diese Droge gründlicher unter die Lupe zu nehmen. Gesicherte wissenschaftliche Erkenntnisse gibt es inzwischen für zwei Indikationen: Knoblauch wirkt gefäßerweiternd und antibiotisch.

Es stellte sich heraus, daß der Knoblauch entspannend auf Gefäße der Beine und des Gehirns wirkt. Aus dieser Beobachtung leitet man die Verwendung dieser Droge als Vorbeugungsmittel gegen frühzeitiges Altern ab; und das wird ja auch ausgeschlachtet in den Anpreisungen der unzähligen Knoblauchpräparate.

Wissenschaftlich ungeklärt ist bis heute die Behauptung, Knoblauch sei wirksam bei Arteriosklerose und Bluthochdruck. Zwar ist eine blutdrucksenkende Wirkung im Tierexperiment nachgewiesen, die Übertragung dieser Ergebnisse auf den Menschen ist jedoch noch umstritten.

Das zweite Anwendungsgebiet des Knoblauchs findet seine Begründung in seinen bakterienhemmenden Eigenschaften. Es konnte gezeigt werden, daß die Knoblauch-Inhaltsstoffe noch in einer Verdünnung von 1:125000 auf Streptokokken und Typhusbakterien wirksam sind; diese Droge ist damit ein vorzügliches Mittel gegen krankheitserregende Magen- und Darmbakterien. Das Allicin kann falsch verlaufende Gärungsprozesse, verbunden mit Blähungen und krampfartigen Zuständen erfolgreich bekämpfen. Zudem kann Knoblauch den Gallefluß positiv beeinflussen und den gesamten Verdauungsprozeß regulieren.

Auch wenn man den Lobpreisungen der Knoblauch-Fanatiker nicht glauben mag – sie trauen dem Knoblauch noch Krebsheilung, Senkung des Blutzuckerspiegels, Arteriosklerosemittel, Wundheilungsmittel usw. zu –, so bleibt dennoch genügend Heilkraft, die Grund geben sollte, den Knoblauch zum regelmäßigen Bestandteil unserer Nahrung zu machen.

Zubereitung

Man sollte täglich eine Knoblauchzehe als Vorbeuge oder zur Behandlung von Magen- und Darmbeschwerden oder zur Gefäßerweiterung zu sich nehmen. Es werden viele Vorschläge gemacht, den Knoblauchesser für seine Umwelt erträglicher zu machen. Dazu ist zu sagen, daß dieser Geruch mit der Wirkung der Inhaltsstoffe gekoppelt ist.

Kümmel *Carum carvi*
(Brotkümmel, Wiesenkümmel)

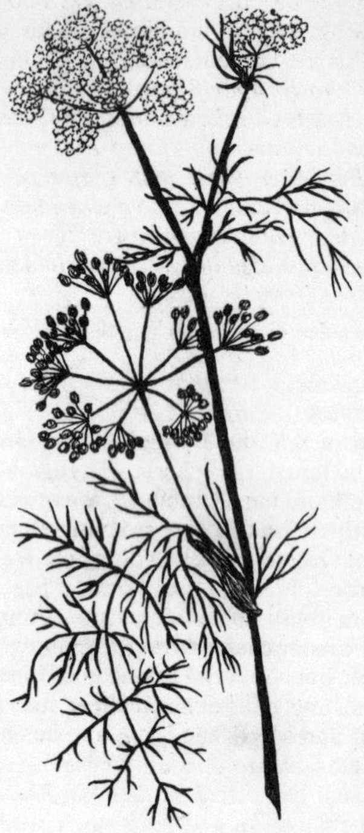

Beschreibung und Vorkommen

Wurzel, Stengel, Blatt

Wurzel dick, spindelförmig. Stengel bis 1 m hoch, kantig gerieft. Untere Blätter doppelt bis 3fach gefiedert. Das untere Paar der Teilblätter kreuzweise gestellt.

Blüte, Frucht

Blüten bilden zusammengesetzte Dolde. Kronblätter weiß bis rötlich. Früchte bestehen aus 2 Teilen, enthalten die sichelförmig gebogenen Kümmelfrüchte.

Vorkommen, Beschreibung

Wiesen, Feldraine, auch kultiviert. Zweijährig.
Ganze Pflanze riecht aromatisch.
Leicht zu unterscheiden von anderen Doldenblütlern: Untere Fiederblätter sitzen weit entfernt von den nächsten, sie sind kreuzweise gestellt.

Verwendet wird die Frucht, die Juni/Juli geerntet wird. Die ganze Dolde breitet man in luftigen Räumen aus. Nach dem Trocknungsprozeß werden die Körner aus den Dolden gestreift und in gut verschließbaren Behältern aufbewahrt.

Inhaltsstoffe: 3–7 % ätherisches Öl mit Carvon und Limonen, daneben geringe Mengen Gerbstoff und Cumarine; fettes Öl.

Was die Alten vom Kümmel hielten

Schon im Altertum wurde Kümmel als Gewürz geschätzt, seine Heilwirkungen erkannte man allerdings erst im Mittelalter. Er wurde gern auf Brotlaibe gestreut, um die bösen Geister zu vertreiben. Wenn man Kümmel aussäte, mußte man kräftig fluchen, um die bösen Geister zu verscheuchen. Wer zuviel Kümmel ißt, soll alles doppelt sehen.

Otho Brunnfelß schreibt über den Kümmel:

»Mit Öl gekocht oder mit Gerstenmehl und übergelegt, nimmt er Leibweh und Geschwulst.

In halber Wein und Wasser und halber Essig und Wasser benimmt er das Keuchen.

Mit Wein gesotten ist gut denen, so von Schlangen gestochen.

Ein Pflaster daraus gemacht sampt Meertreubel leget die Geschwulst der Gemächt [Geschlechtsteil].

In Essig gestoßen und gesotten stillt den Frauen ihre Zeit und das Bluten in der Nasen.«

Was der Kümmel wirklich leisten kann

Bis heute hat sich von all dem gehalten »... nimmt das Leibweh«. Von den vielen Drogen, die gegen Blähungen eingesetzt werden, ist der Kümmel wohl die wirksamste. In seiner karminativen Wirkung ist er auch dem Fenchel und dem Anis überlegen. Besonders bei akuten Gasaustreibungen, den Gaskoliken, die häufig sehr schmerzhaft sind, bringt Kümmel rasche Linderung. Das ätherische Öl des Kümmels wirkt entspannend und entkrampfend auf die glatte Muskulatur des Magen-Darm-Traktes; es fördert gleichzeitig Gallensekretion und Galleabfluß. Wegen seiner blähungstreibenden Wirkung wird Kümmel gern starken Abführmitteln zugesetzt, um das durch sie verursachte Bauchgrimmen zu verhindern.

Zubereitung

1–2 Teelöffel zerstoßene Kümmelfrüchte mit 1 Tasse kochendem Wasser übergießen und 10 Minuten ziehen lassen, abseihen; täglich 2–3 Tassen davon trinken. Sehr alt ist auch der Brauch, Speisen, die Blähungen hervorrufen können (Kohlgewächse, frisches Brot u.a.), Kümmelfrüchte zuzusetzen.

Lavendel *Lavendula angustifolia oder officinalis*

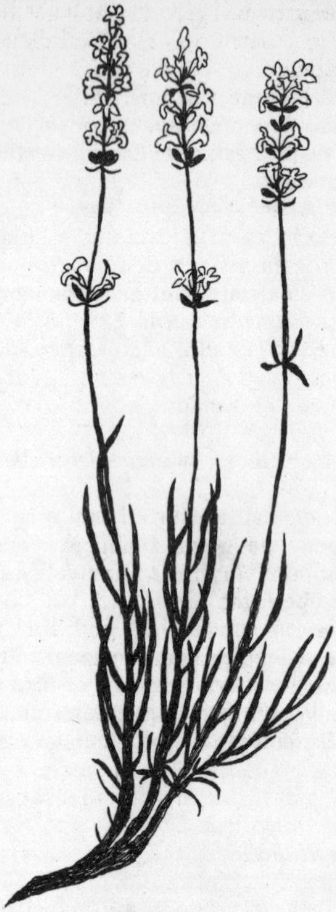

Beschreibung und Vorkommen

Wurzel, Stengel, Blatt

Holziger Wurzelstock. Buschiger Strauch mit ca. 60 cm langen Zweigen, meist waagerecht verlaufend. Blätter schmal-lanzettlich, an Unterseite heller, Rand eingerollt.

Blüte, Frucht

Die langgestielten Blütenähren tragen endständig rotviolette Lippenblüten. Kelch röhrenförmig, weißlich bis blauviolett behaart.

Vorkommen, Bemerkungen

Im Mittelmeergebiet beheimatet, bei uns angebaut.
Mehrjährig.
Die ganze Pflanze riecht stark aromatisch.

Verwendet werden die Blüten, die kurz vor der vollständigen Entfaltung gepflückt werden. Blüte mit Kelch werden an luftigem Ort schonend getrocknet.

Inhaltsstoffe: bis zu 1 % ätherisches Öl mit dem Hauptbestandteil Linalylacetat; daneben bis zu 12 % Gerbstoff.

Was die Alten vom Lavendel hielten

Lavendel verscheucht, alten Pflanzensagen zufolge, ebenso wie andere stark riechenden Drogen, die bösen Geister. Schon früh wurde Lavendel gegen die Pest eingesetzt, weil sein Duft die Miasmen (Pesthauch als Pesterreger) bekämpfen konnte.

Noch heute legt man vielerorts Lavendelblüten zwischen die Wäschestücke, einmal wegen des angenehmen Duftes, aber auch um die Motten fernzuhalten. Die heute zu diesem Zweck verwendeten Mottenkugeln aus Naphthalin mögen zwar wirkungsvoller sein, das aber um den Preis ihres sehr unangenehmen Geruchs.

Durch die pharmazeutische Literatur vom Mittelalter bis in die Neuzeit zieht sich wie ein roter Faden die Anwendung des Lavendel als Nervenmittel.

Der bekannte Arzt Tabernaemontanus meinte sogar, daß Lavendel gegen den Hirnschlag wirke. Die Lavendelbüten mit Branntwein ausgezogen und in den Mund genommen, sollen »die verlorene Sprach« zurückbringen. Auch Lavendelwasser bringt dem, »wessen Zunge der Schlag beschweret, die Zunge wieder zu Kräften mit der Sprach«.

Was der Lavendel wirklich leisten kann

Lavendel und das aus ihm gewonnene Lavendelöl wird heute in großen Mengen zu Badekräutermischungen verarbeitet oder als Geruchskorrigenz pharmazeutischen Präparaten zugesetzt.

Aber auch in der Volksmedizin hat es seinen Platz behauptet. Hier wird vor allem die sedierende Eigenschaft des ätherischen Öls im Lavendel genutzt. Eine Badezubereitung aus Lavendel, auch in Kombination mit Rosmarin, wird als bewährtes Mittel gegen die vegetative Dystonie eingesetzt. Bei diesen Beschwerden handelt es sich um Fehlregulationen, die im vegetativen Nervensystem ihren Ursprung haben. Dieses Nervensystem steuert alle wichtigen Organe, die mit einer unwillkürlichen, glatten Muskulatur ausgestattet sind. Erste Anzeichen einer vegetativen Dystonie sind gereizte Stimmung, Leistungsabfall, Konzentrationsschwäche, leichte Ermüdbarkeit. Deutliche Auswirkungen dieses Leidens sind starkes Schwitzen, kalte Hände und Füße, Schwindelgefühl, Appetitmangel u. ä.

Diese Nervenschwäche hat sicherlich ihren Grund in der hektischen und unnatürlichen Lebensweise des modernen Menschen. Eine erfolgversprechende Behandlung dieses Leidens muß selbstverständlich an diesem Punkt ansetzen. Dabei kann Lavendel wertvolle Hilfe leisten. Vor allem die Lavendel-Bäder wirken – über längere Zeit verabfolgt – beruhigend bei den oben beschriebenen Zuständen; diese Bäder sind nicht nur beruhigend, sondern auch noch hautpflegend.

Zubereitung

Man sollte auf fertige, in der Apotheke angebotene Bademischungen zurückgreifen und diese nach Vorschrift anwenden. Diese enthalten neben Lavendel vielfach noch Rosmarin und Melisse.

Lein *Linum usitatissimum*
(Flachs)

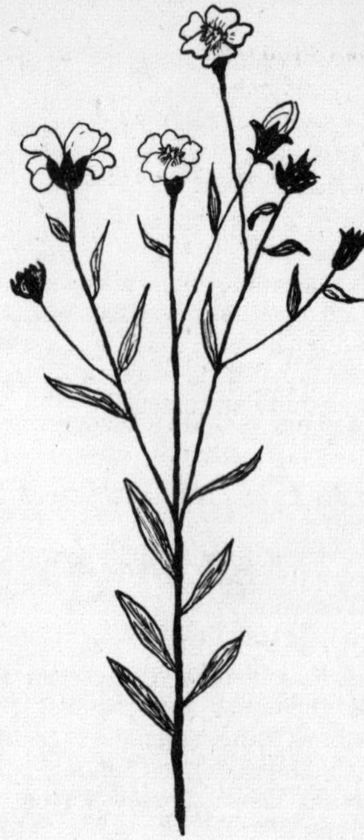

Beschreibung und Vorkommen

Wurzel, Stengel, Blatt

Dünne Faserwurzel. Zierlicher Stengel bis 70 cm hoch, am oberen Teil lanzettliche, wechselständige, ganzrandige Blätter.

Blüte, Frucht

Blüten mit 5 Kelch- und 5 blauen Kronenblättern, die schnell abfallen. Die Kapselfrucht enthält zahlreiche, abgeflachte, rötlichbraune Samen.

Vorkommen, Bemerkungen

Alte Kulturpflanze, die bei uns jedoch zur Gewinnung von Textilfasern nicht mehr angebaut wird.
Einjährig.

Verwendet wird der Same.

Inhaltsstoffe: 6% Schleimstoffe, Pektin, 30–40% fettes Öl, Glykoside, darunter Linamarin.

Aus dem cyanogenen Glykosid Linamarin wird durch das Enzym Linase Blausäure freigesetzt. Blausäurevergiftungen sind jedoch bei Einnahme von Leinsamen nicht zu befürchten.

Was die Alten vom Lein hielten

Es ist verständlich, daß der Lein in einer Zeit, da er die wichtigste Gespinstpflanze war, eine bedeutende Rolle in den Pflanzensagen spielte. Säen, Rösten, Hecheln und Spinnen des Flachses wurden unter den Schutz der Göttin Freya gestellt.

Otho Brunnfelß beschreibt die *»Kräfft, so da zugelegt werden von Dioscorides dem Leinsamen«:*

»Leinsamen gekocht mit ein wenig Wasser weichet und zeitigt alle Entzündungen inwendig und auswendig. Bessert auch die Gebrechen der Haut im Angesicht.

Ein Latwerglin [sirupähnlicher Brei] gemacht mit Honig und Leinsamen und gegessen, lindert die Brust, reizet zur Unkeuschheit, nämlich dann, so man ein wenig gestoßenen Pfeffer daruntermengt.

Was der Leinsamen wirklich leisten kann

Von alldem ist bis heute nicht viel geblieben. Heute ist zu beobachten, daß Schul- und Volksmedizin sich auf den Leinsamen besinnen, wenn es darum geht, Verstopfung und Magenleiden zu behandeln.

Leinsamen ist eines der wirksamsten und dabei schadlosesten Abführmittel, auch bei längerer Anwendung. Der Leinsamen wirkt auf mechanischem Wege: Die Quellungsfähigkeit dieser Samen und ihr Schleimgehalt machen den Darminhalt voluminöser, das wirkt auf die Darmwand, die mit besserer Peristaltik antwortet; Schleim und fettes Öl ermöglichen zudem ein besseres Entlanggleiten des Darminhaltes an den Darmwänden.

Der »Erfolg« stellt sich nicht, wie bei den üblichen Abführmitteln, nach kurzer Zeit ein, sondern er läßt 2–3 Tage auf sich warten. Dann sollte man aber nicht mit dem Einnehmen des Leinsamens aussetzen, sondern ihn regelmäßig weiter nehmen, da eine Dauerbehandlung in keiner Weise schädlich ist. Man kann mit einer solchen Leinsamenkur den Darm sogar zur Pünktlichkeit erziehen, ohne die gefährlichen Nebenwirkungen der anderen Abführmittel auf Anthracenbasis befürchten zu müssen. (Näheres darüber siehe unter ›Faulbaum‹)

Es soll noch ein weiteres Einsatzgebiet des Leinsamens erwähnt werden. Ein Aufguß aus diesem Samen ist ein vorzügliches Gurgelmittel bei Halsentzündungen, Entzündungen im Mund und bei Heiserkeit. Als Getränk eingenommen, kann dieser Aufguß Magenschleimhautentzündungen heilen. Bei diesen krankhaften Zuständen legt sich der Schleim dieser Samen als schützende Schicht über die entzündeten Schleimhäute, saugt Sekrete auf, macht krankheitserregende Zersetzungsprodukte unschädlich und leitet so den Heilungsprozeß ein.

Ein aus Leinsamen bereiteter Brei wird bei Geschwüren und auch bei Mandelentzündung aufgelegt, dieser Brei erweicht die Entzündungen und »zieht sie aus«.

Zubereitung

Abführmittel: 1–2 Eßlöffel gestoßene Leinsamen in Apfelmus, Yoghurt o.ä. verrühren und diese Zubereitung morgens und abends einnehmen.

Gurgelwasser und zum innerlichen Gebrauch: 1 Teelöffel Leinsamen (gemahlen) auf 1 Tasse kaltes Wasser geben, ½ Stunde ziehen lassen, abseihen und den Aufguß warm trinken oder damit gurgeln.

Brei zur äußerlichen Behandlung: Leinensäckchen mit Leinsamen 10 Minuten in heißes Wasser halten und heiß auf die betroffenen Stellen legen.

Linde, Sommer- *Tilia platyphyllos*
Linde, Winter- *Tilia cordata*

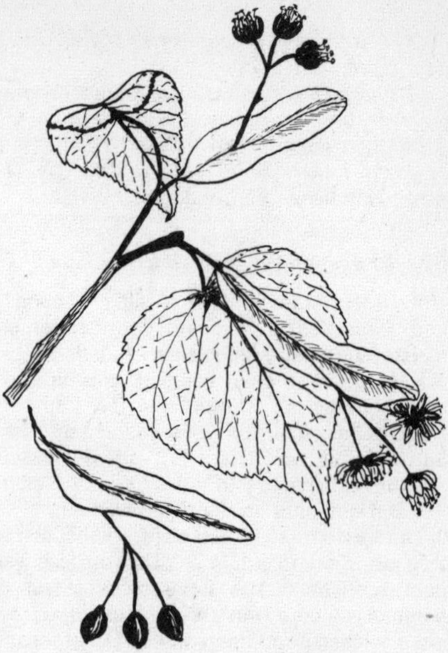

Beschreibung und Vorkommen

Wurzel, Stengel, Blatt

Sommerlinde: Bis zu 25 m hoher Baum. Rinde zunächst glatt, später rissig. Blätter schief-herzförmig, gestielt, spitzgesägt, unterseits blaßgrün, weißbärtig.
Winterlinde: Gleicht der Sommerlinde, hat aber kleinere, unterseits blaugraue, unbehaarte Blätter.

Blüte, Frucht

Blaßgelbe Blüten in hängenden Trauben, die ein Hochblatt tragen. Frucht ist Nüßchen, 5-kantig, holzig.

Vorkommen, Beschreibung

Baumform fast kugelig, meist als Einzelbaum in Dörfern, als Alleebaum, Straßenbaum.

Verwendet werden die Blüten beider Arten; sie werden im Juni/Juli gesammelt, in dünner Schicht ausgebreitet und unter gelegentlichem Wenden getrocknet.
Inhaltsstoffe: bis zu 0,4 % ätherisches Öl mit Farsenol, Schleimstoffe, Gerbstoffe, Flavonglykoside.

Was die Alten von der Linde hielten

In den Volkssagen nimmt die Behandlung der Linde einen breiten Raum ein. Lindenwälder gibt es nicht; aber da, wo Menschen sich niederlassen, findet sich die Linde als Einzelbaum, z. B. auf dem Dorfplatz, wo man sich trifft und die Angelegenheiten der Gemeinde bespricht, Feste feiert und Gericht hält. Die Linde galt bei den Germanen und Slawen als heiliger Baum; Kohlenreste alter Grabhügel zeigen, daß zum Verbrennen der Toten mit Vorliebe Lindenholz verwendet wurde. Die Linde galt als Baum der Liebenden, das findet in Volksbräuchen und in vielen Volksliedern seinen Niederschlag.

Auch im medizinischen Bereich galt die Linde etwas, der Lindenblütentee wurde allerdings erst im 17. Jahrhundert verwendet. *Leonhart Fuchs* beschreibt *»Krafft und Würckung«* der Linde so:

»Die Blätter vom Lindenbaum grün, mit Essig gestoßen und übergelegt, heilen die Wunden.

Der Saft aus den Blüten und Blättern vertreibt die Runzeln und Flecken im Angesicht, damit gewäschen.

Der Saft von der inneren Rinde, angestrichen, macht das Haar wachsen und verhindert, daß es ausfällt.

In Wein oder Wasser gesotten und getrunken, treiben sie den Harn und bringen den Frauen ihre Zeit.

Sie seind auch dieser Gestalt gebraucht gut denen, so die fallende Sucht haben, und treiben den Gries. Die Wurzel hat gleiche Kräft.

Die Blätter zerdrückt und auf die geschwollenen Füß gelegt, treiben die Geschwulst hinweg.«

Was die Linde wirklich leisten kann

Von der ausgezeichneten Wirkung der Lindenblüte bei Erkältungskrankheiten war den Alten offensichtlich nichts bekannt. Allgemein anerkannt ist heute wohl die schweißtreibende Wirkung dieser Droge, die man – wie beim Holunder – bei der Behandlung von Erkältungskrankheiten nutzt. Darin erschöpft sich jedoch die Heilwirkung der Lindenblüte nicht. Sie ist auch fiebersenkend und mobilisiert zudem die Abwehrkräfte des Körpers.

Man sollte Lindenblütentee immer im Hause haben, um so zu verfahren wie unsere Großeltern: Wenn man im Herbst oder Winter durchfroren nach Hause kommt, trinkt man, um der Erkältung vorzubeugen, heißen Lindenblütentee mit viel Honig gesüßt; nicht so sehr, um zu schwitzen, sondern um die Abwehrkräfte zu aktivieren und so der Erkältung zu entgehen. Das bedarf keiner großen Überwindung, da dieser Tee gut schmeckt und, mit Honig bereitet, geradezu eine Köstlichkeit ist.

In der Medizin wird eine aus Lindenholz hergestellte Holzkohle verwendet. Diese Kohle wirkt stark absorbierend und wird bei Magen- und Darmerkrankungen oder Vergiftungen verordnet.

Zubereitung

1–2 Teelöffel getrocknete Lindenblüten – vielleicht in Kombination mit Holunderblüten – auf 1 Tasse kochendes Wasser geben, ziehen lassen, abseihen; mehrmals täglich eine Tasse davon heiß mit viel Honig trinken.

Löwenzahn *Taraxacum officinale*
(Kuhblume, Pusteblume)

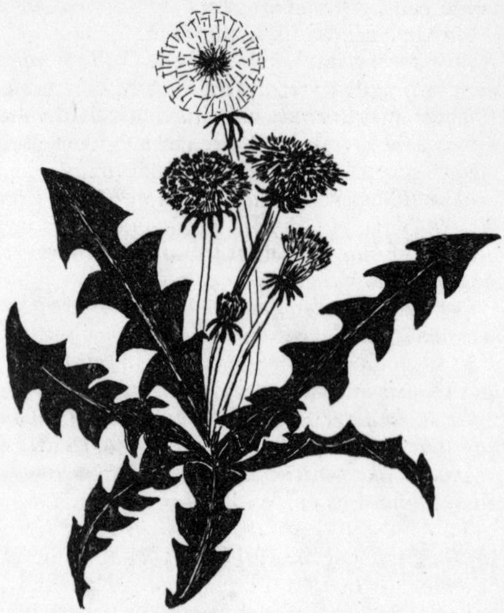

Beschreibung und Vorkommen

Wurzel, Stengel, Blatt

Wurzelstock mit langer, ästiger Pfahlwurzel. Aus ihm sprießen große Grundblätter, lanzettlich, gelappt, mit rückwärts gerichteten Abschnitten.

Blüte, Frucht

Aus Grundrosette kommen einzelne hohle Blütenstengel, die gelbe Korbblüten tragen, Kronenblätter sind gelb, zungenförmig.

Vorkommen, Bemerkungen

Auf Wiesen, Brachland, allgemein.
Mehrjährig.
Die Pflanze führt weißen, bitteren Milchsaft.

Verwendet wird die Wurzel, die im Herbst ausgegraben wird; auch Wurzeln mit Kraut werden verwendet. Die Pflanze wird in luftigen Räumen getrocknet und später in Ofennähe (bei 60°C) nachgetrocknet.

Inhaltsstoffe: Flavonglykoside, Inulin (ein Reservekohlenhydrat), Bitterstoff Taraxin, Gerbstoff. Die Blätter enthalten noch Vitamin C und B_2, Mineralien und Spurenelemente.

Was die Alten vom Löwenzahn hielten

In den Volkssagen wird der Löwenzahn häufig erwähnt. Wer die Pusteblume in einem Zuge wegpusten kann, hat Glück in der Liebe. Der Löwenzahn macht den Liebenden in den Augen der Geliebten schön. Mit Hilfe der Milch des Löwenzahns kommt man in die Gunst der Leute, und wer die Wurzel am Halse trägt, verliert die Male im Gesicht.

Hieronymus Bock schreibt dazu:

»Weiber pflegen sich unter den Augen mit diesem (Löwenzahn-)Wasser zu waschen, verhoffen dadurch ein lauter Angesicht zu erlangen und die roten Bläterlin (Sommersprossen) damit zu vertreiben.«

Weiterhin wird der Löwenzahn in den alten Kräuterbüchern zur »Blutreinigung«, gegen Gelbsucht und als harntreibendes Mittel empfohlen. Im Bergischen Land heißt diese Pflanze deshalb Pißblume und im Französischen pis-en-lit (= Piß-ins-Bett). Erst im 18. Jahrhundert wird diese Droge regelmäßig bei Gallen- und Leberleiden verordnet.

Was der Löwenzahn wirklich leisten kann

Verbreitet ist bei uns die Verwendung des Löwenzahns als Salat zur Frühjahrskur und zur »Blutreinigung«. Natürlich wird dabei das Blut nicht gereinigt oder gewaschen. Aus dem Blut werden jedoch durch Aktivierung der Ausscheidungsorgane Schlacken und schädliche Stoffwechselprodukte in größerem Maße herausgefiltert. Bessere Wirkung in bezug auf die Blutreinigung kann man erzielen, wenn man statt des Löwenzahnsalats den Saft aus dieser Pflanze verwendet, der käuflich ist. Die beschriebenen »Reinigungseffekte« werden unterstützt durch Vitamine, Mineralstoffe und Spurenelemente.

Die Eigenschaft des Löwenzahns, Ausscheidungen zu fördern, eröffnet ihm noch ein weiteres Anwendungsgebiet. Gemeint ist vor allem die Ausscheidungsarbeit der Leber und der Nieren. Die Inhaltsstoffe dieser Droge können zudem die Gallensekretion anregen und die Gallensteinbildung verhindern. Sie steigern die Harnausscheidung und schwemmen mit ihm die Schlackenstoffe aus. Diese Wirkung empfiehlt den Löwenzahn auch bei rheumatischen Erkrankungen. Zudem konnte wissenschaftlich nachgewiesen werden, daß der Löwenzahn ganz allgemein den Zellstoffwechsel anregt und damit viele vitale Funktionen fördern kann.

Zubereitung

2 Teelöffel der Droge – zerkleinerte Wurzel mit Kraut – mit 1 Tasse Wasser zum Kochen bringen, 10 Minuten ziehen lassen, abseihen. Über längeren Zeitraum von diesem Tee morgens und abends 1 Tasse trinken.

Malve, wilde *Malva silvestris*
Malve, Weg- *Malva neglecta*
(Käsepappel)

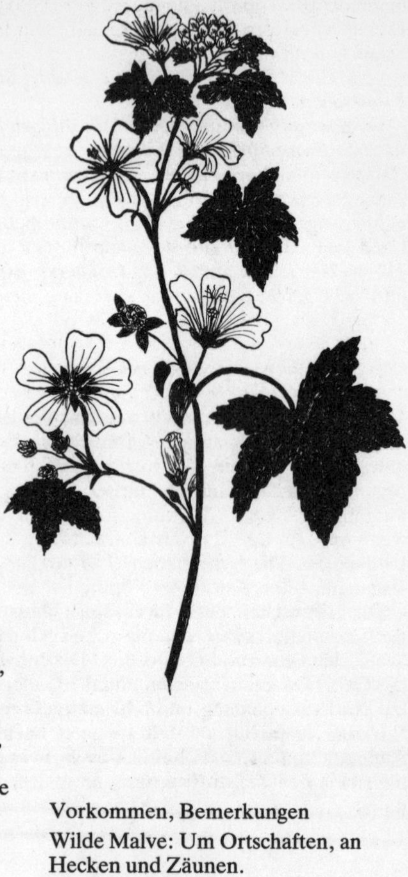

Beschreibung und Vorkommen

Wurzel, Stengel, Blatt

Wilde Malve: Stengel bis 90cm hoch, aufrecht behaart. Blätter langgestielt, herzförmig, tief gelappt, gezähnt.
Wegmalve: Stengel bis zu 30cm lang, niederliegend, am Grunde verzweigt, haarig. Blätter langgestielt, herzförmig, undeutlich gelappt, am Rande gezackt.

Blüte, Frucht

Wilde Malve: große, rotviolette, fünfzählige Blüten.
Wegmalve: kleine rotviolette Blüten.

Vorkommen, Bemerkungen

Wilde Malve: Um Ortschaften, an Hecken und Zäunen.
Ein- bis zweijährig.
Wegmalve: wie Wilde Malve.
Ein- bis zweijährig.

Verwendet werden Blüte und Blatt beider Arten, die von Juli bis August gesammelt werden. Auch beim schonenden Trocknungsprozeß in luftigen Räumen schrumpfen die Blätter stark.

Inhaltsstoffe: Blätter und Blüten enthalten Schleimstoffe, Gerbstoffe und das Anthocyanglykosid Malvin.

Was die Alten von den Malven hielten

Karl der Große empfahl in der schon öfter erwähnten Landgüterordnung *»Capitulare de villis«* den Anbau der Malve. Hildegard von Bingen pries sie gegen eine Unzahl von Krankheiten, und im 16. Jahrhundert standen viele Ärzte auf dem Standpunkt:

»Jeder, der täglich Malventee trinkt, ist den ganzen Tag über gegen jede Krankheit gefeit.«

Otho Brunnfelß berichtet von *»Krafft und Artzeneyen der gemeinen Bappelen, so von ihnen schreibt Dioscorides«:*

»Seind bräuchlich für die Immenstich; sticht auch keinen eine Imme, der sich mit Bappelöl bestreicht.

Menschenharn und Bappelöl, zusammen gesotten, heilet den fließenden Erbgrind und Schuppen auf dem Kopf.

Für das St. Johannisfeuer (Mutterkornvergiftung) und alle anderen Brände nimm Bappelen, gestoßen mit Baumöl gemengt und darüber geschlagen, heilet und löschet.

Mit Fenchel und Anis gekocht und getrunken alle Tage darab fünf Tage getrunken, nimmt den Husten.« Er ergänzt noch: *»Plinius gibt den Bappeln auch wunderbarliche Dinge zu, und nämlich spricht er, wer von dem Bappelensaft alle Tag ein Becher voll trinkt, der sei gesegnet vor allen Krankheiten. Etliche meinen, daß ein Handvoll dieser Blätter in Öl oder Wein gekocht reinige die Frauen. Und so man solichs auch unterlege den Frauen, so sie gebären wollen, daß sie desto eher fertig werden.«*

Was die Malven wirklich leisten können

Geblieben ist bis heute noch »... nimmt den Husten«. Damit ist das heutige Anwendungsgebiet schon angesprochen. Ähnlich wie der Eibisch, aber wohl nicht ganz so wirksam, wird die Malve wegen ihres Schleimgehaltes gegen den Husten verwendet. Zu empfehlen ist, die Malven zusammen mit Eibisch und Huflattich bei Reizhusten und Bronchitis einzusetzen.

Da die Malvenwirkstoffe zudem noch adstringierende Eigenschaften haben, kann man sie auch als Gurgelmittel bei entzündlichen Zuständen im Mund- und Rachenraum und bei Heiserkeit einsetzen.

Zur Herstellung vieler kosmetischer Präparate – auch hausgemachter – wird die Malve wegen ihrer lindernden Wirkung auf die Haut herangezogen.

Zubereitung

2 Teelöffel dieser Droge auf 2 Tassen kaltes Wasser geben und über Nacht ausziehen lassen, abseihen und in kleinen Portionen den Tag über trinken.

Zur Bereitung des Gurgelwassers 3 Teelöffel Malvenblätter und Blüten mit 1 l Wasser aufkochen, abseihen und mit dem warmen Aufguß gurgeln.

Mariendistel *Silybum marianum*
(Frauendistel)

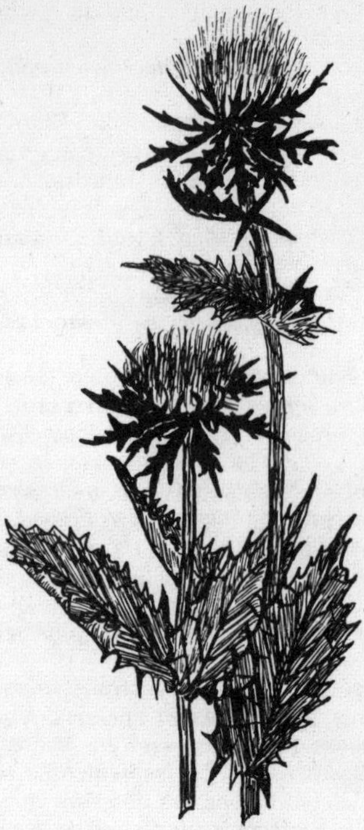

Beschreibung und Vorkommen

Wurzel, Stengel, Blatt

Stengel bis 1 m hoch, verzweigt. Große dornengezähnte Blätter, auf Blattnerven weiße Flecken.

Blüte, Frucht

Große rotviolette Blüten, abstehende Dornen an den Hüllblättern.

Vorkommen, Bemerkungen

Auf Schutt, an Wegrändern. Einjährig.

Verwendet wird die Frucht.

Inhaltsstoffe: Reife Frucht enthält Silymarin, einen Wirkstoffkomplex mit verschiedenen leberwirksamen Flavonoiden; Bitterstoffe, ätherisches Öl.

Was die Alten von der Mariendistel hielten

Die weißen Flecken auf den Blattnerven der Mariendistel sollen von der Milch der Gottesmutter stammen. Wurzeln und Kraut dieser Droge wurden im Mittelalter und auch später noch als Heilpflanze genutzt. *Leonhart Fuchs* nennt folgende Anwendungen:

»Die Wurzel gesotten und getrunken ist gut denen, so Blut ausräuspern, auch denen, die einen blöden Magen haben und die Speis nit wohl behalten mögen.

Sie treibt auch den Harn.

Das Wasser, darinnen die Wurzel gesotten ist, im Munde gehalten, legt das Zahnweh.

Der Same getrunken ist gut den jungen Kindern, so mit der Gicht beladen und denen, so von den Nattern gebissen seind. Er widersteht auch allem anderen Gift.«

Was die Mariendistel wirklich leisten kann

Diese Indikationen sind allesamt verdrängt worden durch den Einsatz der Mariendistel bei Leberleiden. Es konnte nämlich nachgewiesen werden, daß das Silymarin einen Leberschutzfaktor darstellt, der bei Leberleiden verschiedener Art hilft.

Steigender Alkoholkonsum und falsche Ernährungsweisen haben die Zahl der Leberkranken in den letzten Jahrzehnten sprunghaft ansteigen lassen. Auch die Hepatitis, eine ansteckende Leberkrankheit mit Gelbsucht, kommt immer häufiger vor. All diese Krankheiten kann man natürlich nicht mit der Mariendistel heilen, wenn man vorher nicht den erwähnten Ursachen zu Leibe rückt.

Menschen, die zu Erkrankungen der Leber neigen oder Patienten, die eine Lebererkrankung überstanden haben, sollten eine Mariendistel-Kur machen, um entweder mit Hilfe des Leberschutzfaktors Silymarin die Leberzellen zu schützen oder die angegriffenen Leberzellen zu regenerieren. Diese Kur hat keinerlei negative Nebenwirkungen. In jedem Fall ist aber vor einer solchen Kur der Arzt zu konsultieren.

Zubereitung

2 g Mariendistelfrüchte mit einer Tasse kochenden Wassers übergießen und 15 Minuten ziehen lassen, abseihen; davon täglich 3 Tassen heiß, schluckweise vor den Mahlzeiten trinken. Durch Zusatz von Pfefferminze kann der Geschmack verbessert werden. Im übrigen wird auf die Vielzahl von Mariendistel-Präparaten verwiesen, die in der Apotheke zu haben sind.

Meerrettich *Armoracia lapathifolia oder rusticana*

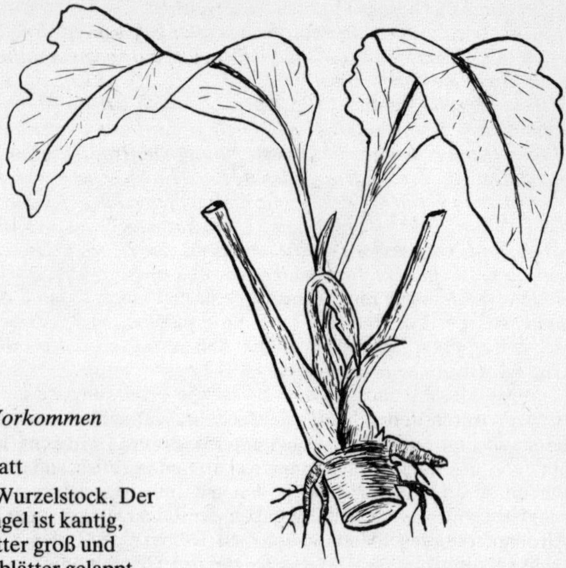

Beschreibung und Vorkommen

Wurzel, Stengel, Blatt

Dicker, fleischiger Wurzelstock. Der bis zu 1 m hohe Stengel ist kantig, gefurcht. Grundblätter groß und herzförmig, Stengelblätter gelappt.

Blüte, Frucht

Kleine, weiße, stark riechende Blüten stehen in einer Traube. Die Frucht ist eine ovale Schote.

Vorkommen, Bemerkungen

Wird bei uns angebaut, kommt gelegentlich verwildert vor, vornehmlich an feuchten Standorten.
Mehrjährig.

Verwendet wird die Wurzel, die man das ganze Jahr sammeln kann.

Inhaltsstoffe: 0,05 % ätherisches Öl mit dem Glykosid Sinigrin, das nach der Spaltung durch ein Ferment das tränenerregende Senföl liefert; Rhodanwasserstoff, bakteriostatische Substanzen, Vitamin C.

Was die Alten vom Meerrettich hielten

Der Meerrettich stammt aus Osteuropa, sein lateinischer Name ist vom bretonischen Wort Mor (Meer) abgeleitet, da er wild an der bretonischen Küste wächst. Von den Ärzten im Altertum wurde diese Droge gegen Skorbut eingesetzt.

Leonhart Fuchs sagt über den Meerrettich:

»Der Rettich macht Blähungen und Winde. Ist wohl dem Munde etwas angenehm, aber dem Magen schädlich. Er macht aufstoßen und treibt den Harn. So er nach dem Essen genommen wird, hilft er zu der Aufteilung der Speis.

Er schärft die Sinne.

In Wasser gesotten und Honig dazu getan, bekommt er gut dem langwierigen Husten, zerteilt den zähen Schleim, so um die Brust sich hat gelegt, etliche Tage getrunken.

Mit Honig vermengt heilt er die um sich fressenden Schäden. Er verzehrt auch das geronnen Blut und macht das Haar wachsen.

Der Rettich ist schwerlich zu verdauen, darum irren die sehr, die den Rettich nach dem Nachtmahl dieserhalb essen, daß er die Verdauung soll stärken, dieweil er sie vielmehr verhindert.«

Was der Meerrettich wirklich leisten kann

Bekannt ist die Verwendung des Meerrettich als scharf-aromatische Speisewürze, sie wirkt hier schon als Magenmittel und auch verdauungsfördernd. Darüber hinaus sollte man noch wissen, daß der Meerrettich ein gutes harntreibendes Mittel ist. Seine Verwendung ist immer dann angezeigt, wenn mit der Absonderung von Harn auch bestimmte krankmachende Stoffwechselprodukte ausgeschwemmt werden sollen. So kann diese Droge bei Rheuma, Gicht und Wassersucht als unterstützende Maßnahme in den Heilplan eingebaut werden.

Auch bei schlecht heilenden Wunden kann diese Pflanze helfen. Es hat sich nämlich herausgestellt, daß die glykosidisch gebundenen Senföle in der Lage sind, viele Bakterien unschädlich zu machen und somit den Heilerfolg bei eiternden Wunden zu unterstützen.

Noch ein Tip, den man allerdings erst ausprobieren muß: in vielen Kräuterbüchern findet man den Hinweis, daß Meerrettich, mit Essig ausgezogen, Sommersprossen bleichen kann. Wen also diese Sommersprossen arg stören, sollte einen Versuch wagen.

Zubereitung

Zum inneren Gebrauch: 1 Teelöffel geriebene Meerrettich-Wurzel täglich zu sich nehmen.

Zur äußerlichen Anwendung: Geriebene Meerrettichwurzel wird mit Essig übergossen, man läßt das Ganze 1 Woche ziehen und seiht dann ab.

Melisse *Melissa officinalis*

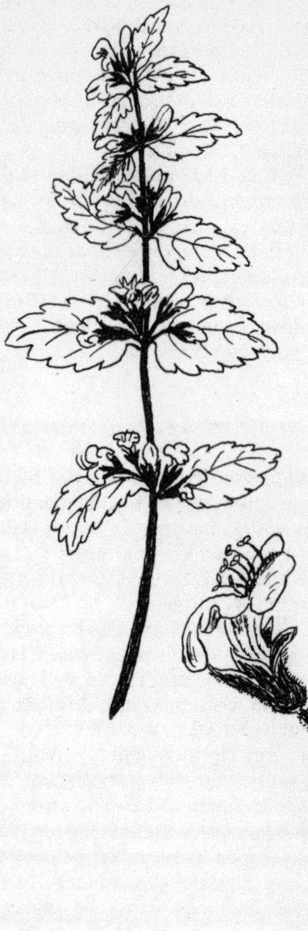

Beschreibung und Vorkommen

Wurzel, Stengel, Blatt

Verzweigter, vierkantiger, behaarter Stengel, bis zu 80 cm hoch. Gegenständige, eiförmige, gezähnte Blätter.

Blüte, Frucht

Weiße Lippenblüten in den Blattachseln.

Vorkommen, Bemerkungen

Bei uns angebaut, Heimat ist Südeuropa, wächst an Hecken, Waldrändern, an schattigen Plätzen. Mehrjährig. Die ganze Pflanze hat zitronenähnlichen Geruch.

Verwendet werden die Blätter, die man vor der Blüte (Juni–August) sammeln soll, da sie dann das angenehmste Aroma haben. Sie werden in dünner Schicht ausgebreitet und unter häufigem Wenden getrocknet.

Inhaltsstoffe: 0,05–0,33 % ätherisches Öl mit Citral, Citronellal, Linalool, Geraniol; Bitterstoff, 4–5 % Gerbstoff, Schleim.

Was die Alten von der Melisse hielten

Die Melisse steht als Heilpflanze seit vielen Jahrhunderten in hohem Ansehen, sie war neben vielen anderen wichtigen Heilkräutern in Karl des Großen Landgüterordnung aufgeführt. Berühmt wurde diese Droge durch den erstmals im Jahre 1630 von Karmeliter-Mönchen hergestellten »Melissengeist«, der als Universalmittel gegen eine Vielzahl von Krankheiten helfen sollte.

Leonhart Fuchs schrieb über die Melisse:

»Melissenblätter in Wein gesotten und getrunken seind gut wider die Biß der Schlangen.

Das Wasser, darein das Kraut gesotten, im Mund gehalten, stillt das Zahnweh, reinigen und säubern die Wunden.

So man die Immenkörbe mit diesem Kraut reibt, fliegen die Bienen nit hinweg. So einer von einer Imme gestochen wird, der soll dies Kraut überlegen, so legt es die Schmerzen.

Ist fürtrefflich gut denen, so traurig und schwermütig seind, in Wein gesotten und getrunken. Man sagt auch, daß der Gebrauch dieses Krauts sinnreich mache und gute, leichte Träume.«

Was die Melisse wirklich leisten kann

Die Melisse ist sicherlich kein Allheilmittel, aber die Alten hatten schon die Schwerpunkte ihrer Einsatzmöglichkeiten erkannt. Die heutige Anwendung sollte sich konzentrieren auf: »... ist fürtrefflich gut denen, so traurig und schwermütig seind.« Das könnte man noch ergänzen: »... die unruhig, gestreßt, nervös und schlaflos sind.« Damit wäre das heutige Anwendungsgebiet der Melisse grob umrissen.

Die beruhigende Wirkung der Melisse ist nachgewiesen. Alle nervösen Menschen, auch solche mit nervösen Herzbeschwerden, solche, die fahrig sind und Schwierigkeiten haben, sich zu konzentrieren, und auch die, die unter Schlaflosigkeit leiden, weil sie den täglichen Streß nicht verkraften, sollen regelmäßig zur Melisse greifen.

Die beschriebenen nervösen Zustände können sich auch auf bestimmte Organe übertragen und dann Herzklopfen, Ohrensausen, Schwindelgefühl, Magenkrämpfe, Darmkrämpfe u. ä. hervorrufen. Die moderne Medizin bestätigt die Heilungsmöglichkeiten der Melisse gerade bei diesen nervös bedingten Beschwerden.

Die übrigen Verwendungen der Melisse sollen hier nur kurz erwähnt werden, weil sie nicht der eigentlichen Heilkraft der Melisse entsprechen und wahrscheinlich von anderen Kräutern besser bewältigt werden können. Sie wird als allgemeines Magenmittel, als blähungswidrig, schweißtreibend und als galleflußfördernd empfohlen.

Zubereitung

Zur Bereitung eines Tees muß man größere Mengen der Melisseblätter nehmen, als bei anderen Heilpflanzen üblich, wenn die beruhigende Wirkung voll ausgeschöpft werden soll. Man gibt mindestens 2–3 Teelöffel zerkleinerte Melissenblätter auf 1 Tasse kochendes Wasser, läßt 10 Minuten ziehen und seiht dann ab. Von diesem Tee 3–4 Tassen täglich trinken.

Mistel *Viscum album*

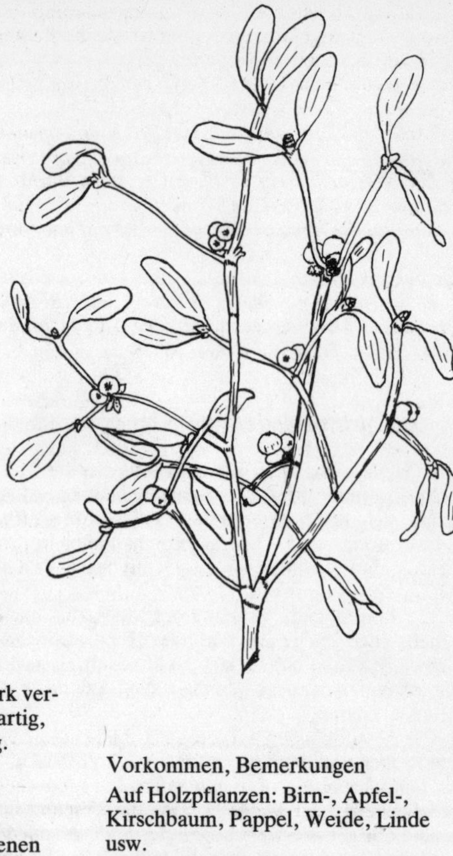

Beschreibung und Vorkommen

Wurzel, Stengel, Blatt

Äste des Halbschmarotzers stark verzweigt. Blätter gelbgrün, lederartig, wintergrün, lanzettlich-spatelig.

Blüte, Frucht

Unscheinbare männliche und weibliche Blüten auf verschiedenen Pflanzen; Bl. sitzen in endständigen Dolden. Die Frucht ist eine kugelige Beere mit klebrigem Fleisch.

Vorkommen, Bemerkungen

Auf Holzpflanzen: Birn-, Apfel-, Kirschbaum, Pappel, Weide, Linde usw.

Im Winter sind Misteln als kugelige Gebilde sichtbar.

Ausdauernd.

Verwendet werden Blätter und Zweige, die man das ganze Jahr sammeln kann. Das Sammelgut wird zerkleinert und bei Zimmertemperatur getrocknet; man muß unbedingt das Sonnenlicht fernhalten.

Inhaltsstoffe: Viscotoxin, ein Gemisch verschiedener Peptide, die herzwirksam sind; Cholin, Histamin; eine tumorhemmende Substanz, Saponine.

Was die Alten von der Mistel hielten

Die Druiden schätzten die Mistel sehr und auch den Baum, auf dem sie wuchs. Wurde eine Mistel gefunden, so zog man mit großer Feierlichkeit dorthin; ein Priester schnitt mit einer goldenen Sichel die Mistel ab und opferte dann den Göttern.

Als Heilpflanze ist die Mistel seit langem in Gebrauch. *Otho Brunnfelß* sagt von ihr:

»Allerlei Geschwulst und was sich zusammenzieht von böser Feuchte, das zeitigt die Mistel, daß sie weichet, zerteilt und zieht heraus.

Der Milzsüchtigen Krankheit, die Augenwörlin, so in den Augenwinkeln schwären, nimmt die Eichenmistel, mit Tannenharz und gleich so viel Wachs vermischt, hinweg. Mit Weihrauch vermischt und auf alte, böse Geschwäre gelegt, heilet sie.«

Was die Mistel wirklich leisten kann

Die heutige Verwendung der Mistel hat kaum noch etwas mit der des Otho Brunnfelß gemein; sie richtet sich nach diesen Erkenntnissen:

Im Tierexperiment konnte eine blutdrucksenkende Wirkung von Mistelpräparaten festgestellt werden. Diese Wirkung auf den Blutdruck scheint beim Menschen nicht signifikant zu sein. Dennoch fühlen sich Hypertoniker nach der Einnahme von Mistelpräparaten wohler, wenn sie diese Mittel über einen längeren Zeitraum kurmäßig einnehmen.

Eine weitere Einsatzmöglichkeit der Mistel als Heilpflanze ergibt sich aus Beobachtungen an der Pflanze. Die Mistel muß als Halbschmarotzer die Stelle, auf der sie sich auf dem Baum ansiedeln will, offenhalten, um der Wirtspflanze bestimmte Nährstoffe entnehmen zu können. Diese Aufgabe wird vom Viscotoxin übernommen. Es wirkt aber abtötend auf die Zellen, die die »Wunde« der Pflanze schließen sollen. Es lag nun nahe, diese Substanz auch gegen einen Schmarotzer der Menschen, den Krebs, einzusetzen.

Dieses Viscotoxin wirkt stark toxisch, es ist ein Zellgift. Beim Menschen konnte jedoch eine direkte Zellwirkung, die man bei den Zellwucherungen des Krebses nutzen konnte, nicht nachgewiesen werden. Dennoch wird es in der Krebstherapie eingesetzt, allerdings gegen den Widerstand der meisten Ärzte.

Der Praxisarzt Dr. *Paul Lüth* meint dazu in seinem »Medikamentenbuch«:

»Iscador – ein Mistelpräparat – heilt nicht den Krebs. Aber keines der verschiedenen, hochwissenschaftlich legitimierten Krebsmittel, den Cytostatica, heilt wirklich Krebs! Sie alle haben... erhebliche Nebenwirkungen, von welchen als schlimmste die ständige Übelkeit zu nennen ist, das ununterbrochene Katergefühl, abgesehen vom Haarausfall und vielen anderen Erscheinungen. Von alledem findet sich nichts beim Iscador, ...«

Nach Lüths Erfahrungen kann Iscador, wenn es frühzeitig gegeben wird, das Leben des Krebskranken verlängern, ohne die Lebensqualität zu reduzieren. Die Cytostatica verlängern zwar auch das Leben des Krebskranken, aber zu Lasten der Lebensqualität.

Zubereitung

Misteltee als Kreislaufmittel wird so zubereitet: auf 1 Tasse kaltes Wasser gibt man 1 Teelöffel Mistelblätter und -stengel, läßt über Nacht ziehen und seiht ab. Täglich 3mal von diesem Tee 1 Tasse trinken, und zwar über längere Zeit.

Pestwurz, gemeine *Petasites hybridus oder officinalis*

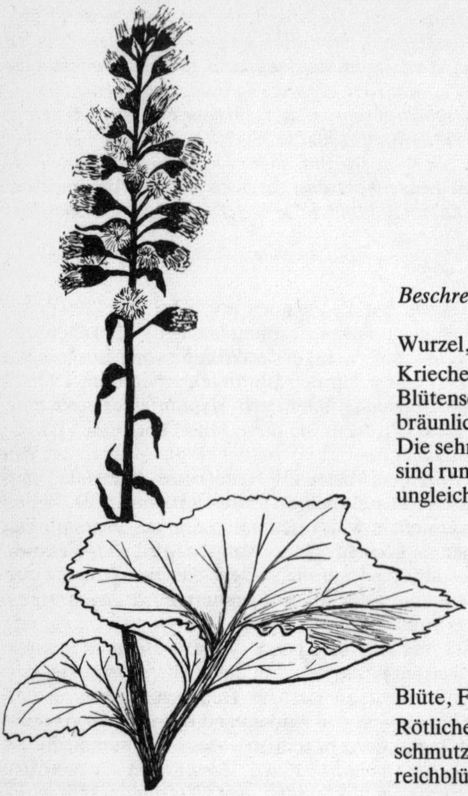

Beschreibung und Vorkommen

Wurzel, Stengel, Blatt

Kriechender, dicker Wurzelstock. Blütenschäfte 30–60 cm hoch, mit bräunlich-rötlichen Schuppen besetzt. Die sehr großen Blätter (Ø bis 1 m) sind rundlich-herzförmig, winkelig, ungleich gezähnt, unterseits wollig.

Blüte, Frucht

Rötliche Korbblüten, Strahlenblüten schmutzig-purpurn; Blüten stehen in reichblütigen Trauben.

Vorkommen, Bemerkungen

An Bachufern, feuchten Stellen.
Blütenschaft erscheint im Frühjahr vor den Blättern.
Nach dem Abblühen ist Pestwurz dem Huflattich ähnlich.
Mehrjährig.

Verwendet werden Blatt und Wurzel, die im Frühjahr nach dem Abblühen gesammelt bzw. ausgegraben werden. Trocknung erfolgt in luftigen Räumen.

Inhaltsstoffe: ätherisches Öl mit Petasinen, Schleim und in der Wurzel noch glykosidische Bitterstoffe.

Was die Alten von der Pestwurz hielten

Bei *Leonhart Fuchs* heißt diese Droge Pestilenzwurzel, *»da sie ein köstlich Artzeney wider die Pestilenz«*. Weiter schreibt er:

»Pestilenzwurzel gedörrt und gepulvert in die bösen und umfressenden Wunden und Geschwäre getan, heilet dieselben. Sie ist auch ein köstlich Artzeney wider die giftigen und pestilenzischen Fieber, ein Latwerg mit Honig daraus gemacht.

Treibt den Schweiß mit Gewalt aus.

Diese Wurzel tötet die Würm im Leib, nit allein der Menschen, sondern auch der Pferde.

Sie ist nützlich denen, so schwer atmen. Heilet die sehr feuchten Wunden und andere Unreinlichkeiten der Haut.«

Was die Pestwurz wirklich leisten kann

Die Pestwurz hat sich in der Vergangenheit einen guten Namen als Hustenmittel gemacht, da die Petasine krampflösende Wirkung haben und zudem den Schleim der Bronchien lösen können. Heute findet man Pestwurz eigentlich nur noch als Bestandteil von Hustentees neben anderen, wirksameren Kräutern, wie Huflattich, Eibisch u. a.

Auch als harn- und schweißtreibendes Mittel ist die Pestwurz von anderen Heilpflanzen verdrängt worden; sie ist heute allerdings noch Bestandteil von Teemischungen neben besser wirkenden Drogen.

In neuerer Zeit wird der Pestwurz ein anderes Einsatzgebiet zugewiesen. Die krampflösenden Petasine können auch bei Magenbeschwerden, die nervösen Ursprungs sind, Heilung bringen. Sie helfen auch bei Gallestörungen, nämlich dann, wenn infolge vegetativer Dysregulation der Gallefluß gestört ist.

Zubereitung

Magen- und Galletee wird so zubereitet: auf 1 Tasse kochendes Wasser gibt man 1–2 Teelöffel der getrockneten und zerkleinerten Droge, läßt 15 Minuten ziehen und seiht ab. Von diesem Tee trinkt man täglich 2 Tassen. Gegen die oben genannten Beschwerden hat sich auch eine Mischung aus Pestwurz und Wermut in gleichem Verhältnis bewährt.

Petersilie *Petroselium crispum*

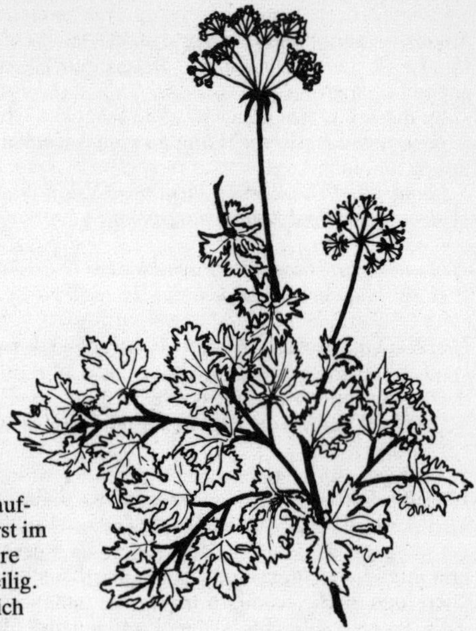

Beschreibung und Vorkommen

Wurzel, Stengel, Blatt

Rübenförmige Wurzel. Stengel aufrecht und verzweigt, erscheint erst im 2. Jahr. Grundständige und untere Blätter gestielt, dreifach fiederteilig. Obere Stengelblätter weniger reich gegliedert.

Blüte, Frucht

Blüten stehen in langgestielten Dolden. Blütenblätter grünlich-gelb.

Vorkommen, Bemerkungen

Bei uns angebaut, kommt gelegentlich verwildert vor.
Pflanze hat typischen aromatischen Geruch.
Zweijährig.
Auffallend ist das Fehlen jeder Behaarung.

Verwendet werden Wurzel, Kraut und Früchte. Wurzel und Früchte werden im Herbst gesammelt, das Kraut kann während der ganzen Vegetationszeit gesammelt werden.

Inhaltsstoffe: Die ganze Pflanze, vor allem aber die Wurzel und die Früchte, enthalten ein ätherisches Öl mit dem giftigen Apiol; daneben finden sich noch Flavonglykoside und Vitamine C, A.

Was die Alten von der Petersilie hielten

In den Volkssagen heißt es von der Petersilie, wenn sie nach dem Säen nicht aufgeht, stirbt jemand im Hause; wenn man eine aus der Erde gezogene Petersilienwurzel noch einmal, und zwar im Namen einer bestimmten Person, einpflanzt, so wird diese krank und stirbt. Auf diese Weise soll schon mancher Mann seine Frau und auch manche Frau ihren Ehepartner heimlich unter die Erde gebracht haben.

Im medizinischen Bereich ist die Petersilie schon seit 2000 Jahren bekannt. Im Altertum wurde sie als Heilpflanze und Küchengewürz genutzt. Auch *Karl der Große* empfahl ihren Anbau in seinem *»Capitulare de villis«*.

Leonhart Fuchs schreibt ihr diese *»Kräfft und Würckung«* zu:

»Der Samen und Wurzel des gemeinen Peterlins in Wein gesotten und getrunken, treiben den Harn.

Man braucht sie auch zu den Artzeneyen, so für das Gift gemacht sind.

Ist auch dieser gemein Peterlin ein recht Küchenkraut, und zwar nicht unbillig, denn er verhindert die Blähungen im Magen, fördert die Verdauung, eröffnet die Milz und die Leber, zerteilt die große Feuchte und hat andere Würckungen mehr.«

Otho Brunnfelß ergänzt noch:

»Sein Boßheit ist die, daß es macht das Haar ausfallen, wo man's hinstreicht.«

Was die Petersilie wirklich leisten kann

Als Gewürzkraut wird die Petersilie heute wegen ihres aromatischen Geschmacks und ihres Vitaminreichtums geschätzt. Daneben verfügt diese Droge aber auch über Heilkräfte, die besser genutzt werden sollten.

Da Petersilienfrüchte wegen ihres Gehaltes an Apiol und Myristicin krampflösend und stark uteruserregend wirken, setzt man sie bei Menstruationsbeschwerden, vor allem bei schmerzhafter Regelblutung, ein. Das Apiol und das im Kraut enthaltene Flavonglykosid wirken harntreibend, was den Einsatz dieser Droge bei Ödemen, aber auch bei Gicht und Rheuma rechtfertigt.

Die starke Wirkung – vor allem des Apiols – auf den Uterus führte auch zur mißbräuchlichen Nutzung der Petersilienfrüchte als Abtreibungsmittel.

In vielen Arzneibüchern findet sich noch der Hinweis, daß Petersiliensaft, aus den Blättern hergestellt, gegen Sommersprossen helfen soll. Zudem soll dieser Saft ein gutes Mittel gegen Mückenstiche sein, wenn man die unbedeckten Körperstellen mit diesem Saft bestreicht.

Zubereitung

3 Teelöffel der getrockneten Wurzel auf 1 große Tasse kochendes Wasser geben, kurz ziehen lassen, abseihen; diese Menge über den Tag verteilt trinken.

Früchte (Vorsicht!) – 1 g zerstoßene Früchte in 2 Tassen kaltem Wasser über Nacht ausziehen lassen und diesen Auszug über Tag schluckweise trinken.

Bei zu hoher Dosierung kann das Apiol den Magen- und Darmtrakt stark reizen; zudem kann es eine zentrale Erregung hervorrufen.

Pfefferminze *Mentha piperita*

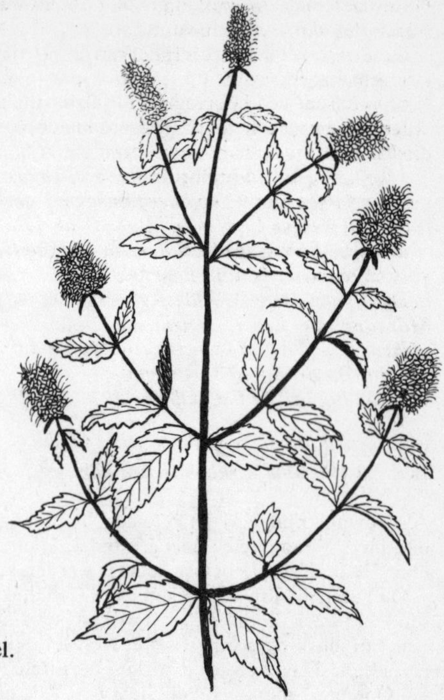

Beschreibung und Vorkommen

Wurzel, Stengel, Blatt

Lange, kriechende, faserige Wurzel. Stengel aufrecht, verzweigt, vierkantig, leicht behaart, bis zu 60 cm hoch. Blätter gestielt, gegenständig, elliptisch, gesägt, grün-violett.

Blüte, Frucht

Kleine hell-lila Lippenblüten stehen in endständigen ährenartigen Blütenständen.

Vorkommen, Bemerkungen

Angebaut, wächst nicht wild, Vermehrung durch Samen nicht möglich, da Bastardierung auftritt.
Ganze Pflanze riecht aromatisch.
Mehrjährig.

Verwendet werden die Blätter, die ein- oder zweimal im Jahr geschnitten werden können. Der erste Schnitt erfolgt kurz vor der Blüte. Das Trocknen muß in luftigen Räumen erfolgen. Trocknen an der Sonne oder am Ofen ist auf jeden Fall zu vermeiden, da dann der Gehalt an ätherischem Öl wesentlich reduziert wird.

Inhaltsstoffe: 1–3 % ätherisches Öl mit 60 % Menthol; im Öl sind weiterhin enthalten Cineol, Menthen u. a.; Gerbstoff, Bitterstoff, Vitamin B.

Was die Alten von der Pfefferminze hielten

Die Pfefferminze fand schon bei den Griechen Anwendung im medizinischen Bereich, aber sie mußte unter allerlei abergläubischen Gesten gepflückt werden. Da sie den Göttern der Unterwelt geweiht war, bedeutete ihr Pflücken eine Art Raub, den die Götter rächten.

Die heute verwendete Pfefferminze war den Alten nicht bekannt. Es handelt sich um eine Kreuzung der Mentha spicate mit anderen Minzearten, deren gute Eigenschaften sich bei längerem Anbau infolge Bastardierung verlieren.

Die Alten sprechen von den »Müntzen«, und *Leonhart Fuchs* schreibt ihnen diese *»Krafft und Würckung«* zu:

»Die zahmen Müntzen wärmen und ziehen zusammen und trocknen. Deshalben, so ihr Saft mit Essig vermischt und getrunken, stillet er das Blut, tötet die runden Würm und reizet zur Unkeuschheit.

Über die Stirn gelegt, mildern sie das Kopfweh. So man die Zunge damit reibt, vertreiben sie die Rauhheit derselben.

Die Blätter in die Milch gelegt verhüten, daß sie gerinnt. Sie seind auch dienlich dem Magen.

Der Geruch der Müntzen macht Mut und fröhlich, der Geschmack aber erweckt Begierde zu der Speis.«

Was die Pfefferminze wirklich leisten kann

Von all den genannten Indikationen gilt sicherlich heute noch: »... sie ist gut dem Magen.« Und das hat auch jeder schon mal erfahren: Pfefferminze ist ein ausgezeichnetes Magenmittel, wenn Übelkeit und Brechreiz die Magenbeschwerden begleiten.

Zunächst einmal wirkt die Pfefferminze schmerzlindernd auf die Magenschleimhaut. Darauf beruht die Wirkung dieser Droge bei Übelkeit und Brechreiz. Daneben ist eine deutlich beruhigende Wirkung auf den ganzen Darmbereich festzustellen; vor allem auch bei Koliken und anderen krampfartigen Zuständen des Verdauungstraktes ist diese Droge eine wirkliche Hilfe. Daneben ist sie auch noch blähungstreibend.

Ein drittes Einsatzgebiet der Pfefferminze sind die Gallenbeschwerden, die sich in Magenschmerzen äußern. Das ätherische Öl dieser Droge entspannt auch die glatte Muskulatur der Gallenwege und fördert damit die Sekretion und den Abfluß der Galle; das wiederum fördert die Gesamtverdauung, beseitigt Magenschmerzen und unterstützt auch noch die karminative Wirkung.

Zu erwähnen ist noch, daß die erfrischenden und antiseptischen Eigenschaften des Menthols als Reinstoff zur äußerlichen Anwendung bei Juckreiz und Neuralgien genutzt werden und auch als Bestandteil von Schnupftabak und Zigaretten zur Verwendung kommt.

Zubereitung

2 Teelöffel der getrockneten und zerkleinerten Pfefferminzblätter auf 1 Tasse kochendes Wasser geben, zugedeckt kurz ziehen lassen und abseihen. Von diesem Tee, mit Honig gesüßt, 3mal täglich 1 Tasse warm trinken. Bei Gastritis und Koliken des Magen- und Darmtraktes sollte man nur ungesüßten Pfefferminztee trinken.

Rainfarn *Chrysanthemum vulgare*
(Wurmkraut)

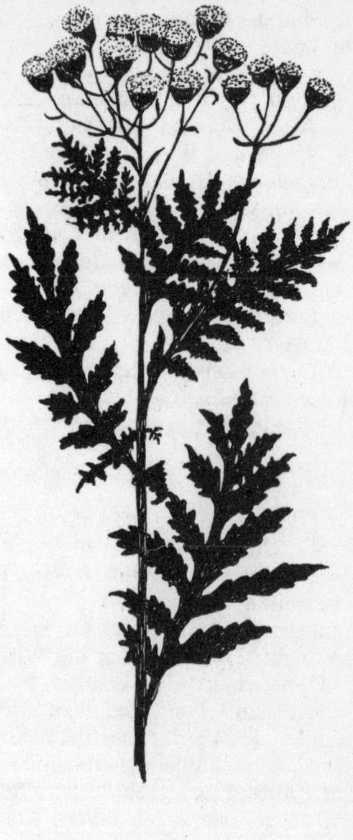

Beschreibung und Vorkommen

Wurzel, Stengel, Blatt

Stengel wird über 1 m hoch, verzweigt, vierkantig. Blätter doppelt fiederspaltig, ähneln dem Farn.

Blüte, Frucht

Gelbe Korbblüten bilden kugelige Köpfchen, stehen in dichten Doldentrauben, Blütenboden ist markig.

Vorkommen, Bemerkungen

Wiesenränder, Böschungen, Raine, Gebüsch.
Mehrjährig.
Die ganze Pflanze riecht aromatisch.

Verwendet wurde früher das Kraut mit der Blüte, das man von Juli bis Oktober sammelte.

Inhaltsstoffe: im Kraut bis zu 0,5, in der Blüte bis zu 1,5 % ätherisches Öl mit dem giftigen Thujon als Hauptbestandteil, daneben noch Bitterstoffe und ein Glykosid.

Was die Alten vom Rainfarn hielten

In den Volkssagen nimmt der Rainfarn einen wichtigen Platz als Mittel gegen Hexen und Zauberei ein. Er mußte böse Einflüsse vom Menschen fernhalten. Namentlich Kinder beräucherte man mit Rainfarn, um böse Geister und Hexen zu vertreiben. Diese Pflanze war Bestandteil des »Krautwisches«, der in den Wohnungen und Stallungen aufgehängt wurde, um Blitz und Unwetter abzuhalten. Der Same, in die Schuhe gelegt, machte unsichtbar.

Auch als Heilpflanze – vornehmlich gegen Würmer eingesetzt – spielte er eine bedeutende Rolle. In alten Kräuterbüchern wird diese Droge als »Herba immortalis« (Unsterblichkeitskraut) bezeichnet, weil man Leichen damit einrieb, um die Würmer abzuschrecken.

Hildegard von Bingen empfiehlt den Reynfarn als Heilmittel bei Frauenleiden.

Otho Brunnfelß beschreibt seine Wirkungen so:

»Der Samen von diesen Blumen, den Kindern eingegeben, mit Wein oder Milch, vertreibt die Würm. Stillet das Weh der Blasen. Macht harnen und treibt den Stein, nimmt das Fieber.

Gestoßen mit Öl und eine Salbe daraus gemacht und gestrichen über die Geschwulst der Füße und Schmerzen der Muskeln, leget das Weh.

Damit kein bös Gespenst dem Kinde schaden möge, so beräuchere es mit dem Rauch von diesem Kraut.«

Was der Rainfarn wirklich leisten kann

Noch bis zum Beginn dieses Jahrhunderts war Rainfarn ein vielverwendetes Mittel gegen Würmer und andere Eingeweideparasiten. Die toxische Wirkung des Thujons – die letale Dosis beim Menschen liegt bei 15–30g Rainfarnöl – verbot aber dessen Anwendung als Wurmmittel; inzwischen gibt es auch wirksamere unschädliche Mittel gegen Würmer. Mißbräuchlich wurde Rainfarn auch als Abortivum (abtreibendes Mittel) genutzt.

Auch die früher beliebte Verwendung des Rainfarn zur Herstellung von Bitterschnäpsen ist in Deutschland verboten.

Somit wird Rainfarn in der Volksmedizin nicht mehr verwendet, auch wenn sein Einsatz als Tonikum in einigen Kräuterbüchern immer noch empfohlen wird. Allenfalls kann man seine hautreizende Wirkung noch äußerlich zu Einreibungen bei Rheuma und Gicht nutzen.

Rosmarin *Rosmarinus officinalis*
(Meertau, Weihrauchskraut)

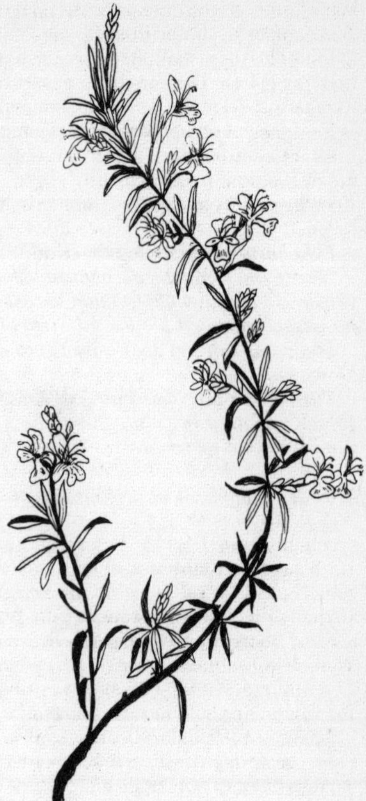

Beschreibung und Vorkommen

Wurzel, Stengel, Blatt

Immergrüner Halbstrauch bis 1,5 m hoch, Zweige behaart, dicht verzweigt. Kleine Blätter kurz gestielt, kreuzweise gegenständig, linealisch bis nadelförmig, lederartig, am Rande eingerollt, oberseits leuchtend dunkelgrün, unterseits weißlich.

Blüte, Frucht

Hellblaue, große Lippenblüten in endständigen Scheintrauben. Kelch glockig.

Vorkommen, Bemerkungen

Im Mittelmeerraum zu Hause, bei uns angebaut.
Mehrjährig.

Verwendet wird das Blatt, das im Juli/August gesammelt und in luftigen Räumen schonend getrocknet wird.

Inhaltsstoffe: bis zu 2% ätherisches Öl (Rosmarincampher), bestehend aus Terpenen, Campher, Cineo, Borneol; 8% Gerbstoffe, Vitamin B.

Was die Alten vom Rosmarin hielten

Als stark aromatisch riechende Droge spielte Rosmarin bei Griechen, Römern und Germanen im kultischen Bereich eine bedeutende Rolle. Als medizinisches Wundermittel geisterte er durch Sagen und Legenden; er war die Pflanze des Todes, aber auch der Liebe.

Bei den Alten stand der Rosmarin in dem Ruf, Körper und Geist gesund und frisch zu halten. Die Troubadoure des Mittelalters besangen diese Blume, und wer Rosmarin bekam oder verschenkte, sagte damit: »Ich bin dir treu in Liebe ergeben.« Wer aber vom Rosmarin träumte, den erwartet Unglück oder Herzeleid.

Im 14. Jahrhundert soll er der damals 72jährigen Elisabeth von Ungarn, die unter Rheuma und Gicht litt, großes Glück gebracht haben. Sie wurde durch Rosmarin nicht nur gesund, sondern auch jung und so schön, daß der König von Polen spontan um ihre Hand anhielt.

Leonhart Fuchs beschreibt *»Krafft und Würckung«* des Rosmarin so:

»Rosmarin in Wasser gesotten und früh morgens getrunken, heilet die Geelsucht. Ist gut, so er gebrennt wird und der Rauch im Hals und in der Nasen empfangen, für den Husten und die Flüß des Haupts [Schnupfen].

Das Haus zur Zeit der Pestilenz mit Rosmarin geräuchert, vertreibt darinnen die bösen Lüfte.

Rosmarin stärkt das Hirn und allerlei Sinne, in Sonderheit das Gedächtnis. Bringt wieder die Sprache. Das alles tut fürnehmlich der Zucker, von den Blümlein des Rosmarins gemacht.«

Was der Rosmarin wirklich leisten kann

»... stärket das Hirn und allerlei Sinne« beschreibt annähernd das Anwendungsgebiet, das dem Rosmarin bis heute geblieben ist. Sein ätherisches Öl hat ähnliche Eigenschaften wie die Inhaltsstoffe des Lavendel. Bei vegetativer Dystonie und allen ihren Auswirkungen auf den Organismus ist Rosmarin – vor allem auch in Kombination mit Melisse und Lavendel – als Badezusatz oder als Einreibemittel in Form von Rosmarincampher ein zuverlässiger Helfer. Er wirkt anregend vor allem auf das Herz- und Kreislaufsystem.

Das Rosmarinbad hat angenehm anregende und belebende Wirkung. Man sollte es deshalb nicht abends nehmen, da dann das Einschlafen schwerfallen dürfte. Zweckmäßiger ist ein solches Bad am Morgen, danach sollte man eine Stunde ruhen. Da man diese Bäder einige Tage hintereinander nehmen sollte, verlegen Berufstätige diese Kur am besten auf das Wochenende.

Bei nervösen Erschöpfungszuständen, zu niedrigem Blutdruck und auch bei leichten Formen von Depressionen als Folge der vegetativen Dystonie ist Rosmarin angezeigt. Bewährt hat sich das Rosmarinöl auch als Einreibemittel zur Schmerzlinderung bei rheumatischen Schmerzen in Muskeln und Gelenken.

Zubereitung

Man sollte auf fertige, in der Apotheke erhältliche Bademischungen oder das Rosmarinöl zurückgreifen und diese nach Vorschrift anwenden. Ansonsten nimmt man 50 g der getrockneten Droge auf 1 l Wasser, läßt aufkochen und gibt diesen Absud ins Badewasser.

Roßkastanie *Aesculus hippocastanum*

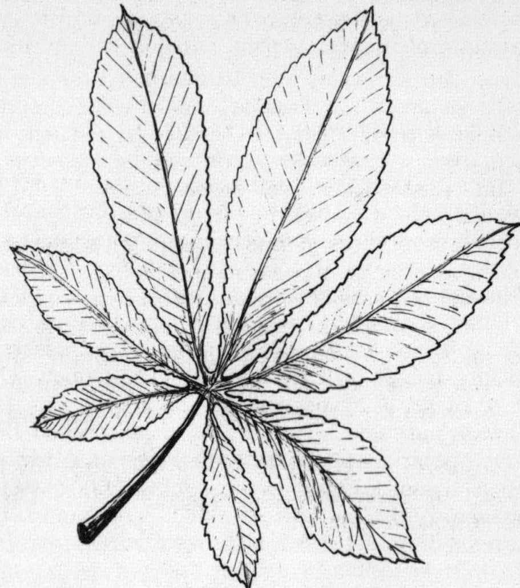

Beschreibung und Vorkommen

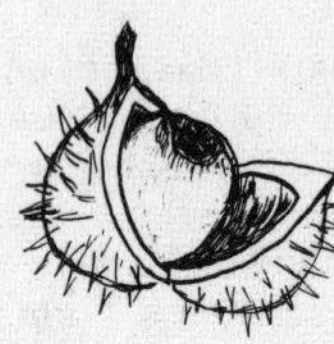

Wurzel, Stengel, Blatt

Stattlicher Baum, 10–20 m hoch, schwach rissige Rinde. Blätter gegenständig, 5–7zählig, gefingert, langgestielt; Teilblätter verkehrt eiförmig, doppelt gesägt.

Blüte, Frucht

Die meist weißen Blüten stehen in pyramidenförmigen Rispen. Die Kapselfrucht ist mit Stacheln besetzt.

Vorkommen, Bemerkungen

Als Alleebaum oder in Parks. Heimat ist Nordgriechenland.

Verwendet wird der Same.

Inhaltsstoffe: Der Same enthält 30–60 % Stärke, bis zu 20 % Rohsaponin mit Aescin; Gerbstoffe, Flavonglykoside, Cholin, Vitamine.

Was die Alten von der Roßkastanie hielten

In den älteren Kräuterbüchern wird die Roßkastanie nicht erwähnt. Der Baum kam erst im 17. Jahrhundert nach Frankreich und wurde dort als Zierbaum angepflanzt. Später entdeckte man, daß die Rinde eine fiebersenkende Substanz hat und zudem einen gelben Farbstoff enthält, mit dem Stoffe gefärbt wurden.

Was die Roßkastanie wirklich leisten kann

Erst zu Beginn unseres Jahrhunderts erkannte man die günstigen Wirkungen der Inhaltsstoffe der Roßkastanien-Frucht, besonders des Aescins, auf das Gefäßsystem. Vor allem bei Venenerkrankungen konnten gute Heilerfolge erzielt werden. Seitdem werden Roßkastanien-Präparate gegen Krampfadern und Hämorrhoiden eingesetzt.

Ursache für die Bildung der Krampfadern ist eine angeborene Gewebeschwäche oder eine Stoffwechselstörung. Eine Überbelastung der Beine, z.B. durch langes Stehen, fördert diese Krankheit noch. Unter hohem Druck muß das verbrauchte Blut von den Beinen zurück zum Herzen gepumpt werden. Die Venenwände und -klappen sind dabei großen Belastungen ausgesetzt. Dieser Druck bewirkt schließlich die Bildung von Aussackungen im Bereich der Unterschenkel, die Krampfadern entstehen. Das Aescin kann den Gefäßen, die zur Brüchigkeit neigen, die normale Spannkraft zurückgeben. Voll ausgeprägte Krampfadern bilden sich nicht mehr zurück. Aescin kann jedoch als vorbeugendes Mittel – schon im frühen Stadium der Krampfaderbildung – den Aussakkungsprozeß stoppen.

Gute Dienste leistet diese Droge auch bei Hämorrhoiden, die ja krankhafte Erweiterungen der Mastdarmvenen darstellen, bei venösen Stauungen, bei Muskelprellungen und bei Frostschäden.

Zubereitung

Es empfiehlt sich, auf die Roßkastanien-Präparate der Apotheke (Tinkturen, Kapseln, Dragees, Salben, Zäpfchen) zurückzugreifen und sie nach Anweisung des Arztes anzuwenden.

Salbei *Salvia officinalis*
(Echter Salbei, Gartensalbei)

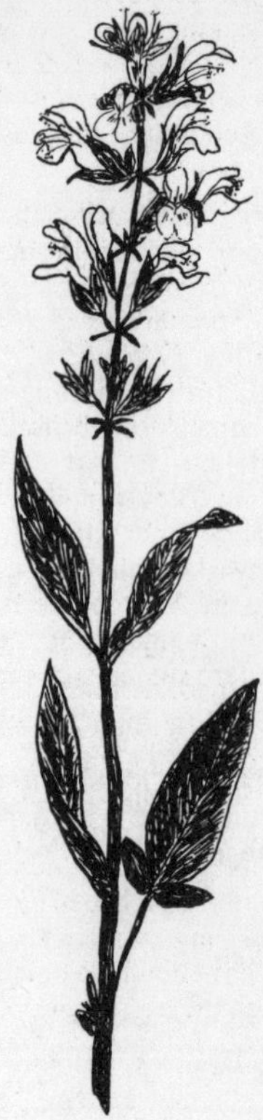

Beschreibung und Vorkommen

Wurzel, Stengel, Blatt

Holzige, harte, faserige Wurzel. Vierkantiger, aufrechter, meist stark verzweigter Stengel bis 70 cm hoch, behaart. Blätter gestielt, gegenständig, länglich-eiförmig oder schmal elliptisch, meist feingekerbt, selten ganzrandig, behaart.

Blüte, Frucht

Große violette Lippenblüten, endständig in Ähren. Kelch röhrig-glockig.

Vorkommen, Bemerkungen

Salbei ist eine alte Kulturpflanze, sie wird auch bei uns angebaut.
Ausdauernd.
Pflanze riecht stark aromatisch.

Verwendet wird das Blatt, das während der Blütezeit Juni/Juli gesammelt werden kann. Die Blätter werden im Schatten getrocknet, indem man sie in dünner Schicht auf dem Boden ausbreitet.

Inhaltsstoffe: ca. 2% ätherisches Öl mit bis zu 50% Thujon; Saponin, Gerbstoff, Glykosid und Bitterstoffe.

Was die Alten vom Salbei hielten

Der bekannte Naturheilkundler *Mességue* berichtet: Während der großen Pestepidemie in Toulouse im Jahre 1630 begannen einige gewitzte Diebe ohne Furcht vor Ansteckung die Leichen zu plündern. Sie wurden gefaßt; für die Preisgabe des Geheimnisses, wie sie frei von Pest blieben, wollten die Ratsherren ihnen das Leben schenken. Sie gestanden, Salbei, Thymian, Lavendel und Rosmarin in Essig eingelegt und sich zum Schutz gegen Infektion den Körper damit eingerieben zu haben.

Otho Brunnfelß schreibt über den Salbei:

»Salbei gekocht und getrunken treibt den Frauen ihre Zeit und ihre Geburt. Stillet das Blut der blutenden Wunden.

Eine Abkochung von diesem Kraut und damit ein Umschlag gemacht oder gewäschen, vertreibt das Jucken an dem Hinteren und heimlichen Gemächt.

Ist gut denen, so der Schlag die Zunge getroffen hat oder die Glieder krumm und lahm seind. Stärket das Hirn, öffnet die Äderlin des Hirns, reiniget das Hirn von den Flüssen.

Machet schwarz das grau und rot Haar, festigt die Zähne, so da wackeln, stärket das faule Zahnfleisch.«

Was der Salbei wirklich leisten kann

Der Salbei wird heute sicherlich nicht mehr als Allheilmittel angesehen, und das ist auch gut so; denn das Hochloben des Salbei in der Vergangenheit machte ihn eher verdächtig, und er geriet dann ja auch lange Zeit in Vergessenheit.

Neuerdings besinnt man sich wieder auf die Heilkräfte des Salbei; und er hat sich inzwischen als Gurgel- und Spülmittel bei Mund- und Rachenentzündungen einen festen Platz erobert. Das ätherische Öl dieser Droge hat keimtötende Eigenschaften, die bei den genannten krankhaften Zuständen rasche Hilfe bringen können. Auch bei Entzündungen der Magenschleimhaut ist Salbei wegen seiner adstringierenden und keimtötenden Wirkung anzuraten.

Schlecht heilende Wunden kann man mit Salbei-Umschlägen behandeln. Auch hier helfen die adstringierenden Eigenschaften der Gerbstoffe zusammen mit den keimtötenden Eigenschaften des ätherischen Öls beim Heilungsprozeß.

Dem Salbei kommt noch eine besondere Wirkung zu: er ist eines der wenigen Heilkräuter, die die Schweißsekretion hemmen. Aus diesem Grunde wurde er viel gegen Nachtschweiß bei Tuberkulose gebraucht. Heute verwendet man ihn bei harmloseren, dennoch lästigen Schweißausbrüchen, z. B. bei starkem Schwitzen während der Wechseljahre oder bei Schweißausbrüchen der Menschen, die ein labiles vegetatives Nervensystem haben. Um dieses übermäßige Schwitzen zu behandeln, müssen über längere Zeit größere Mengen Salbei verwendet werden. Da jedoch diese Droge das giftige Thujon enthält, ist Vorsicht geboten; schwere Krämpfe oder auch andere Vergiftungserscheinungen können auftreten.

Zubereitung

Auszug zur Bereitung von Gurgelwasser, Umschlägen: 1–2 Teelöffel Salbeiblätter auf 1 l kochendes Wasser geben, 20 Minuten ziehen lassen, abseihen.

Tee gegen übermäßiges Schwitzen: 2 Teelöffel Salbeiblätter auf 1 Tasse kochendes Wasser geben, kurz ziehen lassen, abseihen; mit Honig süßen und kurz vor dem Schlafengehen trinken.

Schafgarbe *Achillea millefolium*
(Garbkraut)

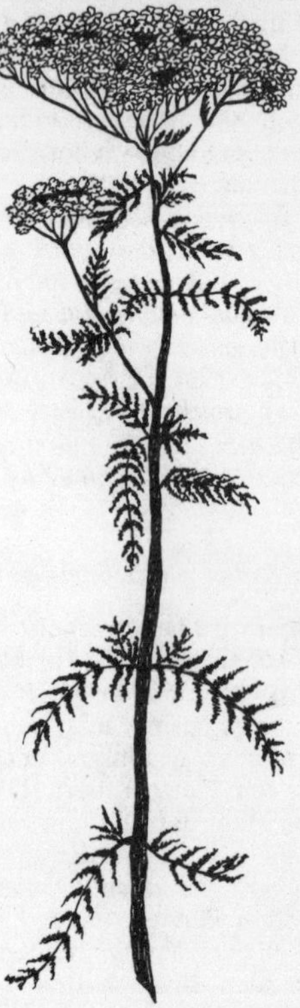

Beschreibung und Vorkommen

Wurzel, Stengel, Blatt

Kräftige Faserwurzel. Verzweigter Stengel bis zu 50 cm hoch, teilweise behaart. Blätter lanzettlich, doppelt bis dreifach gefiedert, Teilblätter 3–5spaltig.

Blüte, Frucht

Kleine Korbblüten mit weißen oder rosa Randblüten, stehen in Trugdolden.

Vorkommen, Bemerkungen

Trockene Wiesen, Ödland, auf leichteren Ackerböden. Pflanze riecht campherähnlich. Ausdauernd.

Verwendet werden Kraut und Blüten, die zur Blütezeit von Juni bis September gesammelt werden. Das Kraut wird gebündelt und in einem luftigen Raum zum Trocknen aufgehängt.

Inhaltsstoffe: Im Kraut 0,2–0,5 %, in der Blüte 0,5 % ätherisches Öl, das bis zu 40 % aus Chamazulen (Hauptwirkstoff der Kamille) bestehen kann; Bitterstoff Achillein, Gerbstoffe.

Was die Alten von der Schafgarbe hielten

Der Gattungsname ist angeblich aus der griechischen Mythologie abgeleitet; der homerische Held Achilles soll die wundheilenden Eigenschaften dieser Pflanze entdeckt haben. Die Schafgarbe diente durch viele Jahrhunderte als Wundheilmittel, war aber auch Zauberkraut und half, den Teufel auszutreiben.

Neben Angelika und Baldrian wurde die Schafgarbe im Mittelalter gegen die Pest gebraucht. Zudem wurde sie seit alters her nicht nur bei Verwundungen, sondern auch bei Geschwüren, Blutflüssen und Lungenkrankheiten eingesetzt.

Da, wo nach der Weihnachtsmahlzeit die Brotkrümel aus der Tischdecke geschüttelt wurde, wuchs sie nach dem Volksglauben am besten.

Leonhart Fuchs beschreibt ihre Anwendung so:

»Die Garbkräuter seind nützlich zu allerlei äußerlichen und innerlichen Wunden und Geschwären gebraucht, in Wein gesotten und getrunken oder zu Pflastern und Salben gebraucht.

Stillen das Blut, zerstoßen und übergelegt. Gleicher Gestalt gebraucht stillen sie den Frauen, so zuviel bluten, ihre Krankheit. Sie treiben auch aus das geronnen Blut und seind in Summa trefflich gute Wundkräuter und deshalben bei den Wundärzten in täglichem Gebrauch.«

Was die Schafgarbe wirklich leisten kann

Die Schafgarbe wird heute ähnlich wie die Kamille eingesetzt. Während die Alten sie vornehmlich als Wundheilmittel nutzten, ist in der Folgezeit ihr Anwendungsspektrum erweitert worden. Dabei gibt die Kombination von ätherischem Öl mit dem Bitterstoff Achillein der Schafgarbe besondere Heilkraft.

So hat sich die Schafgarbe als Magenmittel bewährt; auch bei Appetitlosigkeit und *chronischen* Magenbeschwerden werden gute Erfolge vermeldet. Bei *akuten* Magenschmerzen ist sicherlich die Kamille der Schafgarbe überlegen.

Der Gebrauch der Schafgarbe in der Homöopathie gibt einen wertvollen Hinweis auf eine andere Einsatzmöglichkeit dieser Droge – die Behandlung bestimmter Frauenleiden. Vor allem bei Verkrampfungen und Verspannungen in der Muskulatur des Unterleibes soll man diese Droge verwenden. Diese Beschwerden können nervöser Natur sein; sie können sich bis zu einem unerträglichen Dauerschmerz entwickeln. Man bezeichnet diesen Zustand als vegetative Dystonie des kleinen Beckens, da im vegetativen Nervensystem die Ursachen zu suchen sind. Über längere Zeit angewandt, kann in diesen Fällen die Schafgarbe – in Kombination mit Wärme, Lavendel, Melisse – gute Hilfe leisten.

Vielfach wird empfohlen, die Schafgarbe auch bei starken Menstruationsblutungen und bei Ausfluß einzusetzen. Sie mag hier helfen, wenn die Ursachen dieser Beschwerden den oben genannten entsprechen.

Grundsätzlich muß aber bei diesen Beschwerden der Frauenarzt aufgesucht werden, da sich hinter den zuletzt genannten Symptomen eine ernsthafte Krankheit verbergen kann. Ist diese Frage geklärt, wird auch der Arzt einer Behandlung mit Schafgarbe zustimmen.

Zubereitung

1–2 Teelöffel zerkleinerte Schafgarbe auf eine Tasse kochendes Wasser geben, 15 Minuten ziehen lassen, abseihen. Bei Menstruationsbeschwerden 3mal täglich 1 Tasse über längere Zeit trinken.

Schlüsselblume, duftende *Primula veris oder officinalis*
Schlüsselblume, hohe *Primula elatior*
(Himmelsschlüssel, Primel)

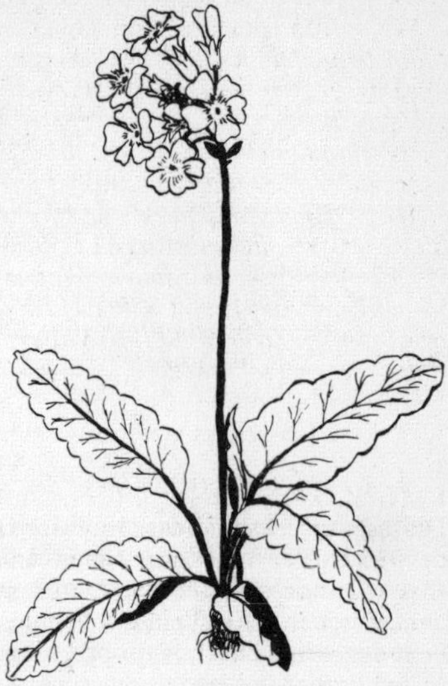

Beschreibung und Vorkommen

Wurzel, Stengel, Blatt

Duftende Schlüsselblume: Kurzer, dicker Wurzelstock. Blätter länglich-eiförmig, wellig, gekerbt; als Grundblätter in Rosette stehend.
Hohe Schlüsselblume: Blätter größer und elliptisch, rund-gekerbt, zum Blattstiel geschmälert.

Blüte, Frucht

Duftende Schlüsselblume: Bis zu 30 cm langer Blütenstiel, behaart; Blüten gelb, walzenförmig, in Dolde.
Hohe Schlüsselblume: Kronenblätter blaßgelb, am Schlunde dottergelber Ring; Blüten stehen in langgestielter Dolde.

Vorkommen, Bemerkungen

Duftende Schlüsselblume: Trockene Wiesen, lichte Wälder.
Blüte wohlriechend.
Mehrjährig.
Hohe Schlüsselblume: Feuchte Wälder, Wiesen, im Gebirge.
Blüten meist geruchlos.
Mehrjährig.

Verwendet werden Wurzel und Blüten beider Arten. Die Wurzeln werden im Herbst oder Frühjahr ausgegraben. Blütezeit ist März/April. Die Pflanzen sind geschützt. Die Blüten werden auf einer Unterlage in dünner Schicht ausgebreitet und an einem schattigen Platz getrocknet. Das Ausgraben der Wurzel ist verboten.

Inhaltsstoffe: Wurzel enthält bis zu 10% Saponine; Glykoside. Die Blüten haben weniger Saponine.

Was die Alten von der Schlüsselblume hielten

Hildegard von Bingen nannte diese Blume Himmelsschlüssel, da sie im kalten Frühjahr den Himmel des Lichts und der Wärme erschließt. Sie soll aber nicht nur den Lenz erschließen, sondern auch den Weg zu verborgenen Schätzen weisen; zudem hat die Blume den bezeichnenden Namen Heiratsschlüssel.

Schon früh erkannte man, daß in der Schlüsselblume Heilkräfte schlummerten. *Otho Brunnfelß* kannte diese Anwendungen:

»Das Wasser von diesen Blumen an Stirn und Haupt gestrichen, leget das Hauptweh.

Es wärmt auch den Magen, die Leber, die Muter [Gebärmutter].

Ist gut für Vergiftungen und giftiger Schlangen Biß.

Wen Blasensteine quälen und kalte Flüß in dem Rücken [Rheuma], der trink dieses Wasser, es treibt solche Feuchte durch den Harn hinweg.

Das Angesicht mit diesem Wasser gewaschen, vertreibt die Flecken; und so jemand auch das Haupt oder das Angesicht geschwollen von Vergiftungen hat, der netze ein Tüchlein in diesem Wasser, es legt die Geschwulst.«

Was die Schlüsselblume wirklich leisten kann

In der Volksmedizin hat sich zwar bis heute der Gebrauch der Schlüsselblume als Diuretikum erhalten, das eigentliche Einsatzgebiet dieser Droge ist heute jedoch der Husten; dabei wird vor allem an den festsitzenden Husten gedacht, bei dem das Abhusten des zähen Schleimes nicht gelingen will.

Hier helfen die Saponine der Schlüsselblume. Sie erhöhen die Oberflächenaktivität der Schleimhäute der oberen Luftwege und verflüssigen den zähen Schleim, so daß er leichter ausgestoßen werden kann; der Husten wird dadurch weniger quälend und der Heilungsprozeß kann eingeleitet werden. Die Saponine wirken zudem noch antibiotisch, dadurch werden die auf der Schleimhaut angesiedelten Bakterien in ihrer Aktivität geschwächt.

Bewährt hat sich eine Behandlung mit der Schlüsselblume vor allem auch bei älteren Menschen, die unter hartnäckigem Husten oder unter Bronchitis leiden. Dabei kommt noch die diuretische Wirkung dieser Droge zur Geltung. Die verstärkte Wasserausscheidung entlastet den durch Hustenanfälle und Alter ohnehin geschwächten Kreislauf dieser Menschen.

Zu empfehlen ist auch, diese Droge in Kombination mit anderen Hustenkräutern zu verwenden, z.B. mit Huflattich, Spitzwegerich, Eibisch oder Fenchel, die alle einen anderen Angriffspunkt haben.

Zubereitung

1 Teelöffel der zerkleinerten Wurzel auf 1 Tasse kochendes Wasser geben, kurz ziehen lassen, abseihen. Von diesem Tee 3–4mal täglich eine Tasse trinken.

Schöllkraut *Chelidonium majus*
(Warzenkraut, Schwalbenwurz)

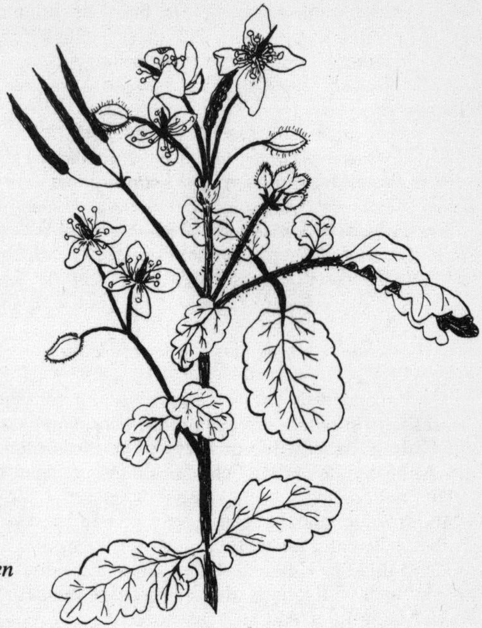

Beschreibung und Vorkommen

Wurzel, Stengel, Blatt

Kurzer, ästiger, rötlichbrauner Wurzelstock. Stengel 30–60 cm hoch, verzweigt, behaart. Blätter fiederspaltig, buchtig oder gezähnt, unterseits blaugrün.

Blüte, Frucht

Blattlose Blütenstiele bis 50 cm lang. Gelbe Korbblüten in schirmartigen Doldenrispen. Frucht ist lange, schmale Kapsel.

Vorkommen, Bemerkungen

Um Ortschaften häufig; auf Schutt, an kühlen Standorten, in Mauern. Stengel und Wurzel führen gelben Milchsaft.
Mehrjährig.

Verwendet werden Wurzel und Kraut, beide werden im Frühherbst, wenn die Pflanze noch blüht, gesammelt. Das Trocknen ist sehr schwierig, es muß auf jeden Fall in trockenen, luftigen Räumen erfolgen.

Inhaltsstoffe: bis zu 1,2 % Alkaloide, darunter Chelidonin, Sanguinarin und im Milchsaft Berberin.

Was die Alten vom Schöllkraut hielten

Schöllkraut war durch die Jahrhunderte ein geschätztes Heilkraut, geriet aber dann lange Zeit in Vergessenheit. Der Gattungsname kommt vom griechischen Wort Chelidon (Schwalbe). *Dioscorides* war der Meinung, daß die ersten Schöllkrautblüten mit den Schwalben erscheinen und die jungen Schwalben mit dem Saft des Krautes von den Eltern behandelt werden, damit ihre Blindheit verschwindet; daher auch der Name Schwalbenwurz.

Otho Brunnfelß meint dazu noch:

»Man meint auch, wenn die Schwalben wieder hinwegfliegen, daß es dann sein köstlich Kraft verliere. Also schafft Gott, der Allmächtige, einer jeden Kreatur und eim jeden Tier sein Artzeney, welche auch die Natur ihm angeboten, daß es dieselbige kennet.

Allein der arme Mensch schwankt hin und her, er hat nichts Gewisses, und ob schon durch lange Erfahrung allemal sich etwas zuträgt, das unserer Natur entspricht und vor unserer Haustür wächst, so müssen wir doch allzeit etwas Fremdes haben!«

Ob man diese Feststellung auch auf unsere modernen »synthetischen Artzeneyen« übertragen kann?

Zu den Kräften des Schöllkrautes schreibt *Otho Brunnfelß:*

»Der Saft von Schöllkraut, über den Kohlen eingerührt, reiniget und macht klare Augen.

Des Morgens und des Abends getrunken, ist gut für die Bermutter.

In Wein gelegt oder im Mund behalten, leget das Zahnweh.

Wer wundgehauen und besorgt ist, daß ihm das Gliedwasser entgehen will, der wasche die Wunde drei- bis viermal damit, so ist er gesichert.

Ein Pflaster von Schöllkraut und der Wurzel gemacht und über den Nabel gelegt, vertreibt das Bauchgrimmen. Zehn Tage getrunken, vertreibt die Geelsucht.«

Was das Schöllkraut wirklich leisten kann

Schöllkraut gehört zu der gleichen Pflanzenfamilie wie der Schlafmohn, ist aber nicht so giftig und suchterregend wie dieser.

In der Volksmedizin wurde diese Droge seit langem als Mittel gegen Warzen gebraucht, und bei vielen hilft der Milchsaft auch wirklich. Bis auf diese Anwendung wurde diese Droge kaum noch eingesetzt.

Erst neuerdings wird dieser Heilpflanze wieder mehr Beachtung geschenkt. Man kann die Wirkung des Schöllkrautes so beschreiben: es wirkt zentral schwach beruhigend; Bronchien und Darmtrakt werden entkrampft und der Uterus erregt; der Blutdruck wird erhöht und die Herzkranzgefäße erweitert.

Dieses weite Wirkungsspektrum nutzt man aus bei Magen- und Darmerkrankungen, die von krampfartigen Zuständen begleitet sind. Gute Erfolge erzielt man auch bei Gallenstauungen, Gallensteinen und Gallenblasenentzündungen. Das ist der Grund dafür, daß Schöllkraut Bestandteil vieler Teemischungen ist, die bei Gallen- und Leberleiden verordnet werden.

Man hat sogar versucht, Auszüge aus Schöllkraut gegen Krebs einzusetzen, da das Chelidonin ein Mitosegift und somit Tumorhemmstoff ist. Ihr Einsatz hat aber schon zu tödlichen Vergiftungen geführt. Das sollte Anlaß geben, darauf hinzuweisen, daß Schöllkraut als Giftdroge nur mit größter Sorgfalt und nur nach Rücksprache mit dem Arzt verwendet werden sollte. Schöllkraut-Präparate sind ohnehin verschreibungspflichtig.

Spitzwegerich *Plantago lanceolata*

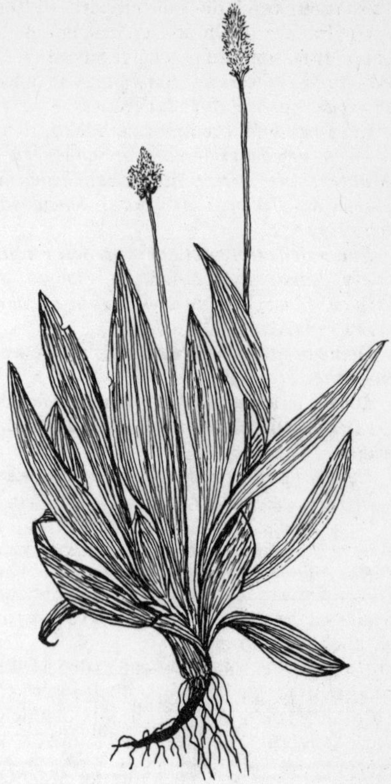

Beschreibung und Vorkommen

Wurzel, Stengel, Blatt

Blätter lang, schmal, lanzettlich, in Grundrosette stehend, parallelnervig, schwach gezähnt, kurz behaart.

Blüte, Frucht

Blattlose Blütenstengel bis zu 50 cm hoch. Weiße Blüten in Doldenrispen, Randblüten zungenförmig.

Vorkommen, Bemerkungen

Wiesen, Wegränder, bei uns stark verbreitet.
Ausdauernd.

Verwendet werden die Blätter, die im April gesammelt werden. Das Trocknen muß sehr vorsichtig erfolgen, da die Spitzwegerichblätter gegen Druck empfindlich sind. Man sollte bald nach dem Sammeln mit dem Trocknen beginnen, dabei dürfen die Blätter nicht beieinanderliegen. Unsachgemäß getrocknete Blätter weisen dunkle Flecken auf.

Hier wird nur der Spitzwegerich behandelt; der Breitwegerich wird ähnlich verwandt und hat auch fast gleiche Wirkungen.

Inhaltsstoffe: Schleim, 6% Gerbstoffe, das Glykosid Aucubin, ein Senföl.

Was die Alten vom Spitzwegerich hielten

Schon immer war der Spitzwegerich ein beliebtes Heilkraut, dessen antibiotische Substanzen durch die Jahrhunderte vielseitig genutzt wurden. In einem westfälischen Bauernspruch soll einmal ein Arzt, ärgerlich darüber, daß sich zuviele Leute selbst kurieren, geklagt haben:
*»Wegbreit [Wegerich], Schanikel und Ährenpries,
Dat makt de Düwel de Buren wies.«*

Leonhart Fuchs schreibt dem Wegerich diese Heilkräfte zu:

»Wegerichblätter werden gebraucht zu allerlei bösen, flüssigen und unreinen Wunden. Die Blätter, übergelegt, heilen den Wolf und alle fließenden Schäden. Mögen auch übergelegt werden denen, so von wütenden und rasenden Hunden gebissen seind.

Der Saft von den Blättern ist gut zu der Mundfäule, so man den Mund zum öftermal im Tag damit wäscht.

In die Fistel getan, heilet er dieselben. In die Ohren getan, nimmt er hinweg deren Schmerzen.

Gemellter Saft getrunken oder in die weibliche Scham getan, stopft der Weiber Krankheit.

Die Wurzel, auch samt den Blättern, in süßem Wein getrunken, heilen die Geschwär der Blasen und Nieren. Seind auch gut zur Verstopfung der Leber und Nieren.

Etliche hängen Wegerichwurzeln an den Hals, vermeinen die Kröpf damit zu vertreiben.«

Was der Spitzwegerich wirklich leisten kann

Als Heilpflanze ist der Spitzwegerich heute fast in Vergessenheit geraten; dieses Schicksal hat er sicher nicht verdient, denn er kann in einigen Teilbereichen wirklich Hilfe bringen.

Die Apotheker wissen, daß man Spitzwegerichsaft ohne Zusatz von Konservierungsmitteln lange Zeit aufbewahren kann. Das liegt an den antibiotischen Substanzen dieser Droge. Diese bilden sich nach der Abspaltung des Zuckeranteils vom Aucubin. Diese Eigenschaft und die adstringierende Wirkung der Gerbstoffe machen ihn zu einem guten Gurgelmittel bei Entzündungen im Mund- und Rachenraum. Gleiches gilt für die Behandlung von Wunden, die mit Umschlägen aus Wegerichauszügen zum rascheren Abheilen gebracht werden.

Das zweite Anwendungsgebiet des Spitzwegerich wird durch die expectorierenden Eigenschaften seiner Schleimstoffe vorgeschrieben. Er wird ähnlich wie der Huflattich bei festsitzendem Husten verwendet (weiteres über den Husten s. unter ›Huflattich‹). Hier und bei der Wundbehandlung ist die keimhemmende Wirkung dieser Droge sicherlich von Bedeutung.

In der Kosmetik hat sich der Spitzwegerich längst einen festen Platz erobert. Die adstringierenden und antiseptischen Eigenschaften seiner Inhaltsstoffe werden vor allem in Tinkturen gegen Akne und bei unreiner, fettiger Haut genutzt.

Zubereitung

1–2 Teelöffel der getrockneten Droge auf 1 Tasse kochendes Wasser geben, 10 Minuten ziehen lassen, abseihen; 3 Tassen davon täglich trinken. Der gleiche Auszug wird auch als Gurgelwasser und zu Umschlägen gebraucht.

Stiefmütterchen, Acker- *Viola tricolor*
(Schöngesicht, Dreifaltigkeitsblume)

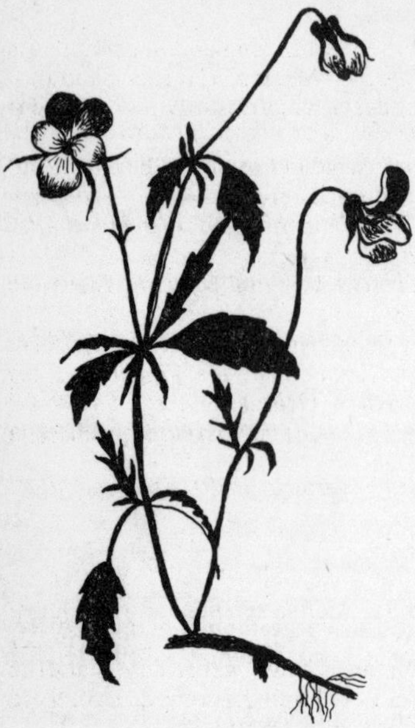

Beschreibung und Vorkommen

Wurzel, Stengel, Blatt
Der bis zu 30 cm hohe Stengel ist einfach oder verzweigt, aufsteigend. Blätter länglich-herzförmig, gekerbt.

Blüte, Frucht
Die langgestielten, weißen, gelben oder violetten Blüten stehen wechselständig, oberstes Blütenblatt aufwärts gerichtet. unteres Blatt gespornt.

Vorkommen, Bemerkungen
Häufiges Ackerunkraut, vor allem im Wintergetreide, Brachland, Wiesen. Ein- bis zweijährig.

Verwendet wird das Kraut, das während der Blütezeit Juli/August gesammelt wird. Das Trocknen erfolgt in einem luftigen Raum oder im Schatten, die Pflanzen werden dazu locker ausgebreitet.

Inhaltsstoffe: Saponine, das Glykosid Rutin und andere Glykoside, Gerbstoff und Schleim.

Was die Alten vom Stiefmütterchen hielten

Das Stiefmütterchen war häufig im Getreide anzutreffen, und weil die Leute es wegen seines schönen Duftes gern pflückten und dabei viel Getreide zertraten, tat das dem Stiefmütterchen leid. Es bat die Dreifaltigkeit, ihm den Duft zu nehmen. Die Bitte wurde erfüllt, und von da an hieß diese Blume Dreifaltigkeitsblume.

Als Gartenblume wurde es erst im 19. Jahrhundert in England angebaut. Als Heilpflanze findet es erstmalig im schon öfter erwähnten »Hortus Sanitatis« (1485) Erwähnung. Sie galt früher als Symbol der Schüchternheit, aber auch des Neides und der Treue unter Liebenden.

In der Volksmedizin war sie als wundheilend, schleimlösend und harntreibend lange bekannt. *Dioscorides* schreibt über das Stiefmütterchen: *»Die Violblumen gesotten und darin gesessen seind kräftig wider die hitzigen Geschwulst der Bermutter und treiben die Monzeit der Frauen.*

Mit Honig vermischt heilen sie die Mundgeschwüre, mit Öl und Wachs die Ritzen und Schrunden des Hinteren.

Der Same zwei Quentlin schwer mit Wein getrunken oder mit Honig vermischt und zum Zäpflin gemacht, treibt die Monzeit der Frauen, die Frucht und das Bürdlin [Nachgeburt], welches man auch die andere Geburt nennt.

Die Wurzel mit Essig übergelegt, mildern die Milz und sind den Podagrämischen bequem.«

Was das Stiefmütterchen wirklich leisten kann

Seitdem Untersuchungen ergeben haben, daß das Stiefmütterchen ausgezeichnete Wirkung bei Katarrhen der oberen Luftwege zeigt, findet es neuerdings in der Heilkunde mehr Beachtung. Das gilt vor allem auch dann, wenn diese Katarrhe von Fieber und trockenem Husten begleitet sind. Die Inhaltsstoffe dieser Droge fördern die Schleimabsonderung und erleichtern so das Abhusten.

Die von den Alten beschriebene gute Wirkung bei Mundentzündungen konnte ebenfalls bestätigt werden. Gurgelwässer aus Stiefmütterchen-Auszügen leisten hier aufgrund des Saponingehaltes gute Dienste. Zudem kann man diese Droge bei Hautkrankheiten, wie Ekzemen, Milchschorf bei Kindern u. ä. einsetzen. In solchen Fällen sollte man eine länger dauernde Kur mit Stiefmütterchen-Tee machen; es wird von guten Erfolgen berichtet – sogar bei Akne, manche Autoren behaupten sogar bei Psoriasis (Schuppenflechte).

Zu erwähnen ist noch, daß das Stiefmütterchen, zusammen mit anderen Kräutern, bei der »Reizblase« eingesetzt wird.

Zubereitung

2 Teelöffel der getrockneten und zerkleinerten Droge auf 1 Tasse kochendes Wasser geben, 15 Minuten ziehen lassen und abseihen. Von diesem Aufguß täglich 3 Tassen trinken; bei Hautkrankheiten zeigt sich der Erfolg erst nach mehreren Wochen.
Stiefmütterchentee darf nicht in größeren Mengen über lange Zeit eingenommen werden, da es zu Reizerscheinungen im Magen und zu Hautausschlägen kommen kann.

Tausendgüldenkraut *Centaurea minus*
(Bitterkraut, Magenkraut)

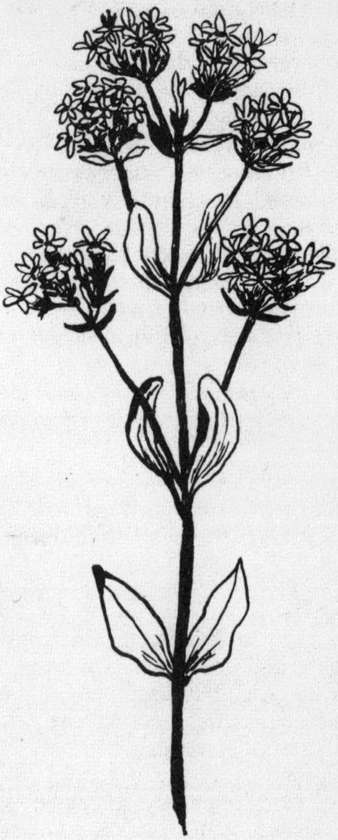

Beschreibung und Vorkommen

Wurzel, Stengel, Blatt

Helle Pfahlwurzel. Vierkantiger Stengel bis 30 cm hoch. Ovale Grundblätter in Rosette stehend, Stengelblätter gegenständig, lanzettlich.

Blüte, Frucht

Kleine rosa oder rote Blüten als Rispen in Stengelverzweigungen, nur bei Sonnenschein geöffnet. Fruchtkapsel hat feine Samenkörner.

Vorkommen, Bemerkungen

Helle Waldlichtungen, feuchte Wiesen.
Einjährig.
Die Pflanze ist geschützt.

Verwendet wird das Kraut, das während der Blütezeit von Juli bis September gesammelt, sofort gebündelt und an luftigem Ort aufgehängt wird.

Inhaltsstoffe: Bitterstoff Gentiopicrin (wie im Enzian) und andere Bitterstoffe, ätherisches Öl.

Was die Alten vom Tausendgüldenkraut hielten

Man achtete das Tausendgüldenkraut wegen seiner Heilkraft gegen das Fieber »tausend Gulden wert«. Wenn man es antraf, durfte man es niemals ungepflückt lassen, weil es sonst Unglück bringt.

Andere sagen jedoch, daß man diese Pflanze im Frühjahr nicht pflücken und ins Haus tragen darf, da sonst der Blitz einschlage. Dieses behauptete man von allen rotblühenden Pflanzen. Da dieses Kraut dem rotbärtigen Donnergott Donar geweiht war und der ja für Blitz und Donner zuständig war, ist die Sorge der Alten verständlich.

Leonhart Fuchs schreibt über diese Pflanze:

»Das Kraut, grün zerstoßen und übergelegt, heilet die Wunden. Die alten Wunden reinigt es vorher und heilet sie nachfolgends zu.

Der Saft ist gut zu den Artzneyen, so man zu den Augen braucht. Mit Honig vermischt macht es lautere Augen.

Ein Zäpflin aus diesem Saft geweicht und in die Muter [Gebärmutter] getan, bringt den Frauen ihre Zeit.

Dieses Kraut, etliche Tage abends und morgens getrunken, tötet und treibt aus die Würm.«

Was das Tausendgüldenkraut wirklich leisten kann

Von den beschriebenen Anwendungsgebieten des Tausendgüldenkrautes ist keines geblieben, es bewährt sich nunmehr auf einem ganz anderen Sektor.

Diese Pflanze gehört zu den Enziangewächsen und ist auch wie der Enzian eine Bitterstoffdroge. Der Bitterstoffgehalt des Tausendgüldenkrauts ist nicht so hoch wie beim Enzian, dafür hat es einen angenehmeren Geschmack.

In diesem Buch sind viele Magen- und Darmkräuter beschrieben, die bessere Wirkungen zeigen als dieses Kraut (z. B. Enzian, Blutwurz, Kalmus). Dennoch kann man diese Droge dann empfehlen, wenn es sich um eine hartnäckige Magenschleimhautentzündung handelt oder wenn Appetitlosigkeit vorliegt, die mit Verdauungsstörungen als Folge ungenügender Absonderung von Verdauungssäften einhergeht.

Die Bitterstoffe dieser Droge wirken anregend auf den Magen, deshalb muß sie anders eingenommen werden als die Heilkräuter, die beruhigend auf den Magen wirken (z. B. Kamille, Pfefferminze). Tausendgüldenkraut wird kalt und *vor* dem Essen als Tee getrunken. So kann zum richtigen Zeitpunkt die Magensaftproduktion einsetzen und die Verdauungsstörung ausgeräumt werden.

Gegenüber früher ist der Anwendungsbereich des Tausendgüldenkrauts wesentlich eingeschränkt worden, dafür bringt es aber bei gezieltem Einsatz bei Appetitlosigkeit, Aufstoßen, Völlegefühl, wenn nichts mehr richtig schmecken will, bei »nervösem« Magen und bei »schwachem« Magen um so besseren Erfolg.

Zubereitung

Man kann sich den Tee aus Tausendgüldenkraut selbst bereiten oder auf Tinkturen oder Extrakte zurückgreifen.

Tee wird so zubereitet: man gibt 1 Teelöffel des getrockneten und zerkleinerten Krautes auf 1 Tasse Wasser, läßt über Nacht kalt ausziehen und seiht ab; dreimal täglich 1 Tasse kalt vor den Mahlzeiten trinken.

Thymian, Garten- *Thymus vulgaris*

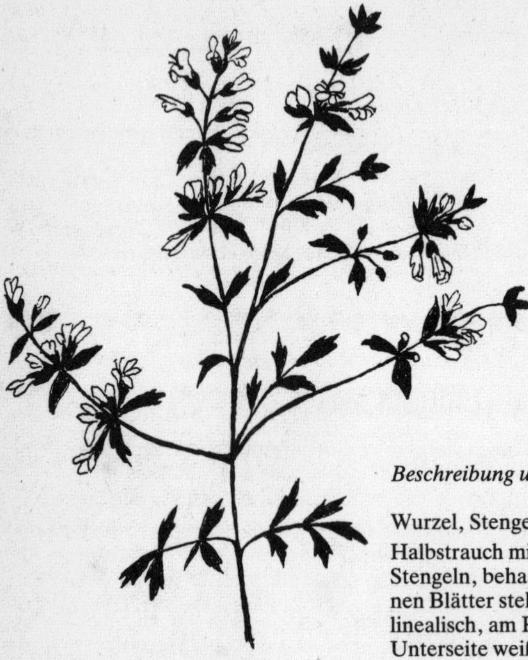

Beschreibung und Vorkommen

Wurzel, Stengel, Blatt

Halbstrauch mit runden, verholzten Stengeln, behaart, liegend. Die kleinen Blätter stehen kreuzgegenständig, linealisch, am Rande eingerollt, an Unterseite weißfilzig.

Blüte, Frucht

Purpurrote Lippenblüten in endständigen Trauben.

Vorkommen, Bemerkungen

Bei uns im Garten angebaut, selten verwildert; Heimat ist der Mittelmeerraum.
Die ganze Pflanze riecht aromatisch.
Mehrjährig.

Verwendet wird das Kraut, das während der Blütezeit von Mai bis Oktober gesammelt und in dünner Schicht im Schatten oder in luftigen Räumen getrocknet wird.

Inhaltsstoffe: ca. 2% ätherisches Öl mit Thymol, Carvacrol, Cymol; 10% Gerbstoff, Bitterstoff, eine noch nicht bestimmte spasmolytisch wirkende Substanz, Flavone, Saponine mit antibiotischer Wirkung.

Was die Alten vom Thymian hielten

In den Volkssagen wird vom Thymian berichtet, daß er zu den Kräutern gehöre, die vom Bösen gefürchtet werden. Im Salzburgischen hängten die Mädchen Thymiankränze ins Fenster, damit der Teufel nicht in der Gestalt eines schmukken Burschen zu ihnen komme. *Leonhart Fuchs* gibt ihm diese *»Krafft und Würckung«:*

»Thymian mit Honig gesotten und getrunken ist bequem und nützlich denen, so keuchen und einen schweren Atem haben.

Er treibt auch die Würm und das Bürdlin [Nachgeburt], bringet den Frauen ihre Zeit und zerteilet das geronnen Blut.

Aus dem gedörrten Thymian ein Latwerg mit Honig gemacht, macht auswerfen.

Er vertreibt auch gewaltiglich die Blähungen und Winde im Bauch, mit Honig vermischt und übergelegt. Desgleichen tut er auch, wenn die Gemächt [Geschlechtsteile] aufgeblasen und geschwollen seind, darüber geschlagen.«

Was der Thymian wirklich leisten kann

Thymian hat bis heute seine Bedeutung als Hustenmittel bewahrt. Das ätherische Öl besitzt eine schleimlösende und auswurffördernde Wirkung. In Untersuchungen hat sich gezeigt, daß dieses Öl zunächst einmal reflektorisch über den Magen wirkt. Zudem dringt es auch durch die Haut – beim Thymianbad – oder nach der Resorption über das Blut in die Lungen ein und beeinflußt die betroffenen Schleimhäute so, daß der Hustenreiz nachläßt und dazu noch der Schleim besser abgehustet werden kann. Aber nicht allein das ätherische Öl kann den Heilerfolg einleiten; es muß noch eine krampflösende Substanz im Thymian enthalten sein, die man bis heute aber noch nicht analysieren konnte. Das ist wiederum ein Beispiel dafür, daß man für die Wirkung der Heilkräuter nicht eine bestimmte Substanz verantwortlich machen kann, erst das Zusammenwirken aller Inhaltsstoffe einer Pflanze erklärt deren besonderen Heileffekt.

Aus diesen Gründen ist Thymian eines der beliebtesten Hustenmittel, das auch bei Keuchhusten, Bronchitis und dem chronischen Husten der Emphysemkranken zum Einsatz kommen sollte. Eine andere Eigenschaft dieser Droge muß noch erwähnt werden. Thymol und Carvacrol wirken noch in einer Verdünnung von 1:3000 hemmend auf die meisten Wundbakterien. So wird das ätherische Öl des Thymian heute noch Zahnpasten als antiseptischer Faktor zugesetzt.

Die Verwendung des Thymian als Magenmittel, Karminativum, Diuretikum und Harndesinfizienz hat sich bis heute zwar in der Volksmedizin gehalten, soll hier aber nicht näher besprochen werden.

Zubereitung

Tee: 1–2 Teelöffel der zerkleinerten Droge in 1 Tasse Wasser zum Kochen bringen, kurz ziehen lassen, abseihen; von diesem Tee 4–5mal 1 Tasse trinken.

Zu Mundspülungen wird der gleiche Auszug genommen.

Thymianbad: 60 g der Droge mit kochendem Wasser ausziehen und dem Badewasser zusetzen. Es ist eines der besten Kräuterbäder bei Erkältungskrankheiten mit Katarrhen der oberen Luftwege. Die Wirkstoffe dringen durch die Haut ein und werden eingeatmet und wirken so auf die Schleimhäute. Das Bad sollte mehrmals, etwa jeden zweiten Tag, genommen werden, anschließend Bettruhe.

Wacholder, gemeiner *Juniperus communis*
(Machandel, Kranewitt)

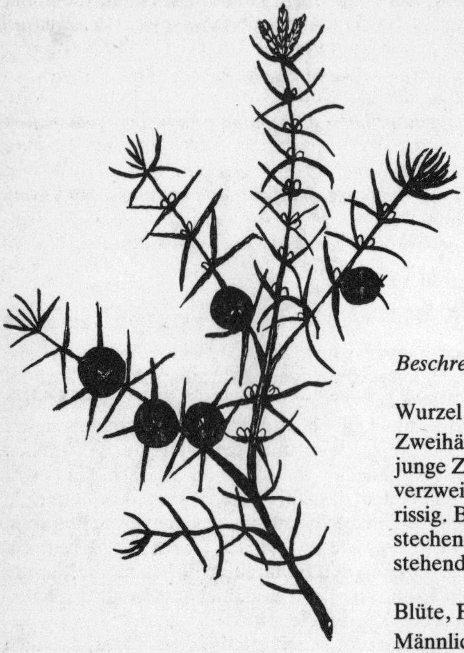

Beschreibung, Vorkommen

Wurzel, Stengel, Blatt

Zweihäusiger Strauch, über 2 m hoch, junge Zweige rotbraun, Äste stark verzweigt, Rinde graubraun, im Alter rissig. Blätter nadelförmig, kurz, stechend, blaugrün, gekielt, zu dreien stehend.

Blüte, Frucht

Männliche Blüten kätzchenähnlich, weibliche Blüten knospenartig. Die Früchte sind Beeren, schwarz, blaubereift, aromatisch riechend.

Vorkommen, Bemerkungen

Heiden, sandige Böden, Nadelwälder. Immergrüner Strauch von säulenartigem Wuchs.

Verwendet werden die Früchte (Beerenzapfen), die im Herbst gesammelt werden. Die in dünner Schicht ausgebreiteten Früchte werden in geheizten Räumen getrocknet. Nach dem Trocknen dürfen die Früchte nicht zu sehr geschrumpft sein; zudem müssen sie einen kräftigen, aromatischen Duft behalten. Sie sollten bald verbraucht werden, da sie sonst schnell an Heilkraft verlieren.

Inhaltsstoffe: Die Beerenzapfen enthalten 0,2 % bis 2 % ätherisches Öl, je nach Herkunft. Im Öl sind enthalten Camphen, Pinen, Cadinen, das Terpen Junen (Träger der diuretischen Wirkung) u. a.; Gerbstoffglykosid, Flavonglykoside, Vitamin C.

Was die Alten vom Wacholder hielten

Bei den Alten galt die Wacholderbeere als Wunderdroge. Daneben hatte er aber noch andere Fähigkeiten. Der müde Wanderer ruhte sich unter einem Wacholderbusch aus, nach kurzer Zeit konnte er dann geradezu verjüngt die Reise fortsetzen. Der aus den Beeren gebraute Trank gab die Fähigkeit, in die Zukunft zu schauen. Der Rauch vom Wacholderkraut vertrieb Ungeziefer und Geister.

Leonhart Fuchs stellte fest:

»Beide Geschlechter der Weckholder treiben den Harn.

Der Rauch davon verjagt die Schlangen und die vergiftete Luft. Deshalb, wo die Pestilenz regiert, soll man stets von Weckholderholz Rauch machen in allen Gemächern, darinnen man wohnt.

Die Beeren seind dem Magen gut, denn sie kräftigen und stärken denselbigen. Sie vertreiben den Husten, das Bauchblähen.«

Was der Wacholder wirklich leisten kann

Man muß davon ausgehen, daß in den Wacholderbeeren zwei Bestandteile des ätherischen Öls wirksam sind:

1. Das Pinen wirkt reizend auf Haut, Magen und Bronchien, vornehmlich aber auf die Nieren. Man muß deshalb vorsichtig mit diesen Beeren umgehen. Längerdauernde Anwendung führt zu starken Nierenreizungen.
2. Die Terpene wirken diuretisch, ohne die Gewebe zu reizen, d.h. ohne die Nieren zu schädigen.

Für den praktischen Einsatz dieser Beeren ergibt sich, da ja beide Substanzen wirken, daß man diese Droge nur dann als harntreibendes Mittel einsetzen darf, wenn keine Nierenerkrankungen vorliegen und auch nicht zu erwarten sind.

Unter diesen Vorbehalten sind die Wacholderbeeren ein gutes Mittel bei chronischen rheumatischen Erkrankungen, da sie einmal die Stoffwechseltätigkeit anregen, die Nieren zur vermehrten Harnausscheidung anregen und damit auch schädliche Stoffwechselprodukte ausschwemmen, die die rheumatischen Schmerzen verursachen.

Zu empfehlen ist die Kneippsche Wacholderkur: Am 1. Tag 4 Beeren essen, am 2. Tag 5 Beeren, am 3. Tag 6 Beeren usw. bis nach 12 Tagen 15 Beeren erreicht sind; an den darauffolgenden Tagen jeweils eine Beere weniger nehmen. Diese Mengen sollen nicht schädlich sein und einen guten Heilerfolg bei rheumatischen Zuständen garantieren.

Die dem Wacholder nachgesagte Magenfreundlichkeit und seine angebliche Wirkung gegen Verdauungsstörungen kann auch von anderen Kräutern geleistet werden, man sollte auf diese zurückgreifen.

Zubereitung

Bis auf die Verwendung der Wacholderbeeren nach der Kneippschen Wacholderkur wird empfohlen, die standardisierten Präparate aus der Apotheke zu nehmen. Dort gibt es auch pinenarme und terpenreiche Öle, die für die innerliche Anwendung geeigneter sind.

Werden diese Hinweise nicht beachtet, muß man damit rechnen, daß Wacholderöl – in größeren Dosen verabreicht – Nierenreizungen hervorruft. Auf keinen Fall darf dieses Öl während der Schwangerschaft verwendet werden.

Weißdorn *Crataegus oxyacanthus*
(Hagedorn)

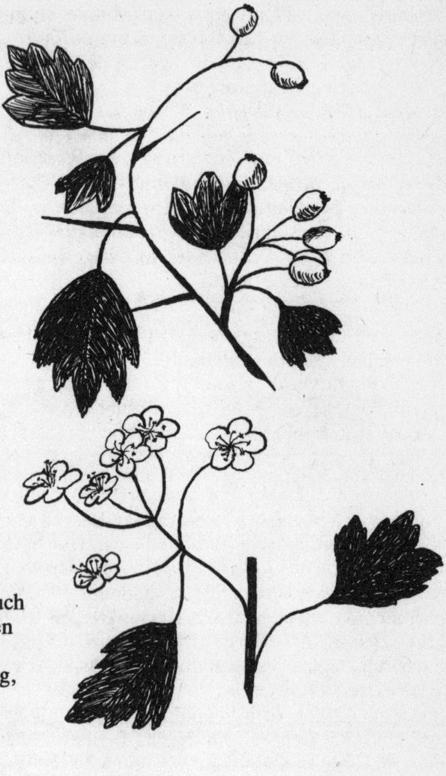

Beschreibung und Vorkommen

Wurzel, Stengel, Blatt

Stark verzweigter, dorniger Strauch bis 3 m hoch. Äste kahl mit spitzen Dornen. Blätter am Grunde keilförmig, 3–5lappig, glattrandig, glänzend, lederartig.

Blüte, Frucht

Weiße oder rötliche Blüten in Doldenrispen, angenehm riechend. Beeren eiförmig, rot, zweisteinig, mehlig, eßbar.

Vorkommen, Bemerkungen

Hecken, Zäune, Waldränder.

Verwendet werden Blüten und Blätter, die zur Blütezeit im Mai/Juni gleich nach dem Aufbrechen der Blütenknospen gesammelt werden, damit die Blütenblätter erhalten bleiben. Blüten und Blätter werden in dünner Schicht auf einer Papierunterlage ausgebreitet. Nach dem Trocknen sollen die Blüten elfenbeinfarben und nicht bräunlich sein.

Die Früchte können ebenfalls zu Heilzwecken verwendet werden, auch wenn sie nicht die Wirkstoffe in dem Maße enthalten wie die Blätter oder gar die Blüten. Diese Früchte werden einige Tage an der Luft vorgetrocknet und anschließend bei 70°C im Backofen nachgetrocknet.

Inhaltsstoffe: Wichtigste Inhaltsstoffe sind die Flavonoide Quercetin, Hyperosid, Vitexin und Rutin; daneben Gerbstoffe, ätherisches Öl (in Blüte 0,15%).

Was die Alten vom Weißdorn hielten

Bei den Griechen und Römern galt der Weißdorn als Symbol für eheliche Treue, Liebe und Glück. Die Brautleute trugen Weißdornzweige, wenn sie sich vorm Hausaltar ewige Treue schworen.

Schon früh erkannten die Ärzte die gute Herzwirkung des Weißdorn. Davon scheint allerdings *Dioscorides* nichts gewußt zu haben, denn er schreibt dem Weißdorn diese Kräfte zu:

»Diese Beeren getrunken oder mit der Speis gegessen, stillen den Bauchfluß und stopfen den Fluß der Frauen. Die Wurzel, kleingeschnitten und übergelegt, zieht aus dem Leib die Spitzen, Dornen und Pfeile.

Was der Weißdorn wirklich leisten kann

Die Flavonoide des Weißdorns sind herzwirksam, und zwar auf zweierlei Weise:

Sie wirken gefäßerweiternd, besonders auf die Herzkranzgefäße; sie setzen zugleich den Blutdruck herab. Schon diese Heilwirkungen sind dem Herzen, vor allem dem geschwächten Altersherzen, hilfreich.

Darüber hinaus haben die Inhaltsstoffe des Weißdorns eine direkte Wirkung auf das Herz, besonders auf das durch Überlastung geschädigte Herz.

Somit empfiehlt sich der Weißdorn bei Herz- und Kreislaufschäden älterer Menschen oder bei beginnender Herzinsuffizienz, die begleitet ist von überhöhtem Blutdruck als Folge der Arteriosklerose und einer Überlastung des Herzens. Weißdorn kann diese Schäden heilen, nur ist dazu eine längere Kur durchzuführen, denn der Heilerfolg setzt nicht schlagartig ein. Dabei hat der Weißdorn den großen Vorteil, auch bei längerer Anwendung völlig unschädlich zu sein, was man von anderen, stärker wirkenden Herzmitteln nicht immer behaupten kann. Auch in Fällen der Herzschädigung infolge einer Grippe oder anderer Krankheiten hat der Weißdorn eine wichtige Funktion. Manche Autoren berichten über Erfolge mit Weißdorn bei der Nachbehandlung des Herzinfarktes. Hier kann er eine dringend gewünschte bessere Durchblutung der Koronargefäße und eine Aktivierung des Herzmuskels bewirken.

Es ist eindringlich darauf hinzuweisen, daß gerade die Behandlung von Herz- und Kreislauferkrankungen in die Hand eines erfahrenen Arztes gehört; unbestritten ist aber auch, daß Heilpflanzen, wie der Weißdorn, die Mistel u.a., die ärztliche Therapie sinnvoll unterstützen können.

Zubereitung

2 Teelöffel Weißdornblüten auf 1 Tasse heißes Wasser geben und 15 Minuten ziehen lassen, abseihen. Von diesem Tee 1–2mal 1 Tasse täglich trinken.

Wermut *Artemisia absinthum*
(Bitterer Beifuß, Absinth)

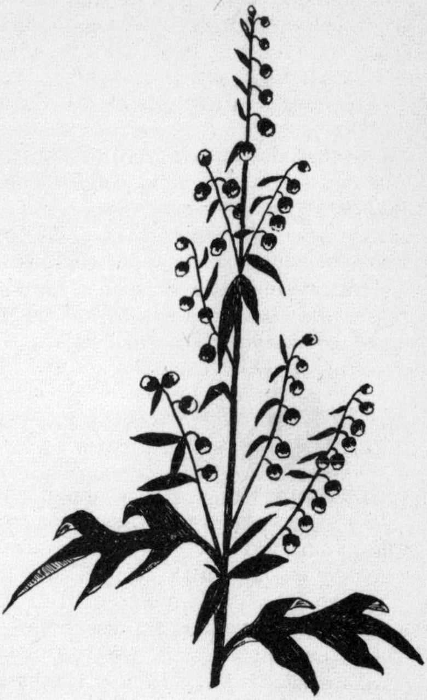

Beschreibung und Vorkommen

Wurzel, Stengel, Blatt

Behaarter Stengel bis 1 m hoch.
Blätter ebenfalls behaart, 2–3fach gefiedert mit stumpfen Zipfeln.

Blüte, Frucht

Korbblüten mit kleinen Blütenköpfchen, fast kugelig, hängend, blaßgelb, graugrüne Kelchblätter.

Vorkommen, Bemerkungen

An Zäunen, im Gebüsch, auch angebaut.
Die ganze Pflanze ist weißgrau-filzig und riecht aromatisch.
Mehrjährig.

Verwendet wird das Kraut, das zur Blütezeit von Juli bis September gesammelt wird. Das Kraut hängt man an einem schattigen, luftigen Platz zum Trocknen auf.

Inhaltsstoffe: Bitterstoffe bis zu 0,3 % (Absinthin und Anabsinthin); ferner bis zu 1,3 % ätherisches Öl mit Thujon und Thujol; Gerbstoff und Vitamine.

Was die Alten vom Wermut hielten

Wermut wurde früher ausschließlich als Heilpflanze genutzt, er ist somit – im Gegensatz zu dem ihm nahe verwandten Beifuß – arm an Sagen. Diese Droge war schon bei den Ägyptern, Griechen und Kelten hochgerühmt, sie wurde vor allem als Appetitanreger verwendet. In späteren Jahrhunderten wurde er gegen sehr viele Krankheiten versucht; auch gegen Motten und Fliegen, gegen Nagetiere und auch um »zänkische und gallige Weiber zu beruhigen«.

Leonhart Fuchs gibt ihm diese *»Krafft und Würckung«:*

»Wermut treibt durch den Stuhlgang und Harn die Gallen, so sich in dem Magen oder desselben Schlund, auch in den Adern gebildet haben. Wenn man Wermut nüchtern einnimmt, kommt man der Trunkenheit zuvor und wird einer desselbigen Tages nicht voller Wein.

Wermut mit Rosenöl vermengt übergelegt, ist dem Magen sehr dienlich und nützlich.

Wermutwein bekommt trefflich wohl dem Magen und er stärket seine Verdauung, macht Lust zu essen, ist gut den Lebersüchtigen und Geelsüchtigen, auch denen, so Würm haben.«

Was der Wermut wirklich leisten kann

Was Leonhart Fuchs im letzten Absatz über den Wermutwein sagt, wird noch heute bei allen Kräuterkundigen Anerkennung finden. Sein bevorzugtes Einsatzgebiet ist der Bereich, der schon dort angesprochen wird: Magen-, Darm- und Gallebeschwerden.

Als Bitterstoffdroge (Amarum aromaticum) wird der Wermut ähnlich wie der Beifuß eingesetzt; sein Bitterstoffgehalt ist allerdings höher und sein Heilerfolg auch deutlicher. Wermut ist ein bitter-aromatisches Tonikum, das den Appetit anregt und zudem Magen und Darm zu stärkerer Absonderung von Verdauungssäften veranlaßt. Das bezieht sich auch auf die Galle. Diese Bitterstoffe wirken auf dem Wege über die Schleimhaut des Mundes anregend auf die Verdauungsdrüsen in Magen und Darm.

Nur – das ätherische Öl ist wegen seines Gehaltes an giftigem Thujon in größeren Dosen gefährlich; es verursacht Schwindelgefühle und Krämpfe. Zudem bewirkt es eine übermäßige Blutzufuhr zum Becken, so daß Wermutöl früher mißbräuchlich zu Abtreibungen genutzt wurde. Absinthschnäpse sind wegen ihres hohen Thujongehaltes bei uns verboten.

Dennoch – Wermut als Tee getrunken, kann solche Schäden nicht bewirken. In dieser Form bleibt er ein ideales Hilfsmittel bei Appetitlosigkeit, Völlegefühl, Blähungen und bei kranker Galle.

Zubereitung

1 Teelöffel des zerkleinerten Krautes auf 1 Tasse kochendes Wasser geben, 10 Minuten ziehen lassen, abseihen. Täglich 2–3mal 1 Tasse dieses Tees trinken. Man kann den nicht sehr angenehmen Geschmack dieses Aufgusses mit Pfefferminze aufbessern.

V. Stark wirkende heimische Heilkräuter

In diesem Kapitel werden einige Heilkräuter vorgestellt, die sich keineswegs für eine Selbstmedikation eignen, sie dürfen nur auf Anweisung des Arztes Anwendung finden.

Heilpflanzen mit herzwirksamen Glykosiden

Adonisröschen *Adonis vernalis*

Das Adonisröschen ist eine mehrjährige Pflanze, die zu den Hahnenfußgewächsen gehört. Der verzweigte Stengel wird bis zu 60 cm hoch, er trägt langgestielte, handförmig geteilte Blätter und große, gelbe Blüten. Die Pflanze ist bei uns selten geworden, sie wächst wild noch auf kargen Böden, wird aber auch im Garten angebaut.

Diese Pflanze enthält zur Blütezeit etwa 0,25 % herzwirksame Glykoside, vor allem Adonitoxin. Adonispräparate werden meist zusammen mit anderen herzwirksamen Mitteln bei nervösen Herzbeschwerden und Angina pectoris verordnet. Bei Herzinsuffizienz wird diese Droge ähnlich wie Fingerhut eingesetzt, seine Wirkung hält jedoch nicht so lange an.

Besenginster *Sarothamnus scoparius*

Der Besenginster bildet einen bis zu 2 m hohen Strauch mit vierkantigen, spitzen Zweigen, die kleine ovale Blätter tragen. Die großen, gelben Schmetterlingsblüten sitzen in Trauben an den Spitzen der Zweige. Die Frucht ist eine platte, schwarze, behaarte Schote. Der Strauch wächst an Böschungen in Wäldern und auf Waldwiesen.

Die Alten nutzten den Besenginster in erster Linie als Purgativum und Diuretikum. Seit Entdeckung des Sparteins, einem herzwirksamen Glykosid im Besenginster, im Jahre 1850 wird diese Droge als Herz- und Kreislaufmittel verwendet. Man glaubte zunächst, Spartein sei in seiner Wirkung den Digitalis-Glykosiden ähnlich. Da letztere aber bessere Wirkung zeigten, vergaß man den Besenginster als Heilpflanze bald wieder. Erst viel später stellte sich heraus, daß Spartein günstige Wirkungen bei Herzarrhythmen zeigte, ähnlich wie die Chinarinde. Und in diesem Bereich hat sich der Besenginster bis heute behauptet.

Spartein hemmt die Reizwirkung am Herzen und bewirkt gleichzeitig eine Erweiterung der Herzkranzgefäße.

Erwähnenswert ist noch, daß Spartein erregend auf die glatte Muskulatur des Uterus einwirkt und deshalb zur Weheneinleitung genutzt wird. – Spartein ist nicht harntreibend, wohl aber die Gesamtdroge.

Fingerhut *Digitalis purpurea*

Der Fingerhut ist eine zwei- oder mehrjährige Pflanze, die bis zu 1 m hoch wird. Der Stengel ist behaart und trägt lanzettliche Blätter, die Basalblätter am Grunde des Stengels sind größer. Die roten, seltener weißen Rachenblüten bilden eine einseitige Rispe. Der Fingerhut wächst bei uns vornehmlich im Bergland an geschützten Abhängen, er wird auch in Gärten angebaut.

Der Fingerhut bietet eines der vielen Beispiele dafür, daß die medizinische Wissenschaft etwas von der Volksmedizin lernen kann. Im Jahre 1775 hörte der englische Arzt *William Withering* von einer heilkundigen Frau, die mit einer Kräutermischung herzkranken Patienten half. Er fand bald heraus, daß die Blätter des Fingerhuts für die festgestellte Heilwirkung verantwortlich waren. Er behandelte zunächst Wassersüchtige mit Fingerhut-Auszügen. Aber erst in den 30er Jahren dieses Jahrhunderts wurden experimentell die wirklichen Kräfte dieser Droge erkannt. Man fand heraus, daß die Glykoside Digitoxin, Gitoxin und Gitaloxin direkt auf den Herzmuskel einwirken. Sie treiben diesen Muskel zur verstärkten Kontraktion an und bewirken damit eine höhere Pumpleistung des Herzens.

Diese Heilpflanze und die Extrakte daraus sind heute ein spezifisches Medikament in allen Fällen von Herzinsuffizienz. Tinkturen oder Gesamtauszüge des Fingerhutes werden heute kaum noch verordnet, man greift vielmehr auf die besser dosierbaren Reinglykoside zurück. Nach neueren Forschungsergebnissen scheinen Digitalis-Präparate die Pumpleistung des Herzens nur in Ausnahmefällen zu verbessern. Dagegen kann Digitalis als »Nebenwirkung« lebensgefährliche Herzrhythmusstörungen und Kammerflimmern hervorrufen.

Maiglöckchen *Convallaria majalis*

Das Maiglöckchen ist eine mehrjährige Pflanze mit kriechendem Wurzelstock. Die grundständigen Blätter sind elliptisch. An einem 15–25 cm hohen Stengel stehen die weißen, wohlriechenden Glockenblüten in einseitiger Rispe. Die Frucht ist eine rote Beere. Diese Pflanze wächst wild im Gebüsch und in lichten Wäldern; sie ist geschützt.

Das Maiglöckchen war früher ein vielgebrauchtes Heilkraut, seine positive Wirkung auf das Herz wurde jedoch erst spät erkannt.

Otho Brunnfelß meinte noch:

»Maienblümleinwasser getrunken ist gut, wer hat Gift gegessen. Stärket das Hirn, die Sinne und das Herz. Vertreibt das Zittern, die Hände und Arme damit gerieben. Welchem Mann an seinem Gemächt weh ist, der netze ein Tüchlein darein und schlage es darüber. Kühlet auch die Schöne [Scheide] darübergelegt.«

Die herzwirksamen Glykoside dieser Droge greifen direkt am Herzmuskel an und wirken zudem coronargefäßerweiternd, harntreibend und beruhigend. Bei sorgfältiger Applikation sind außer geringen Magen- und Darmstörungen keine weiteren Nebenwirkungen zu befürchten.

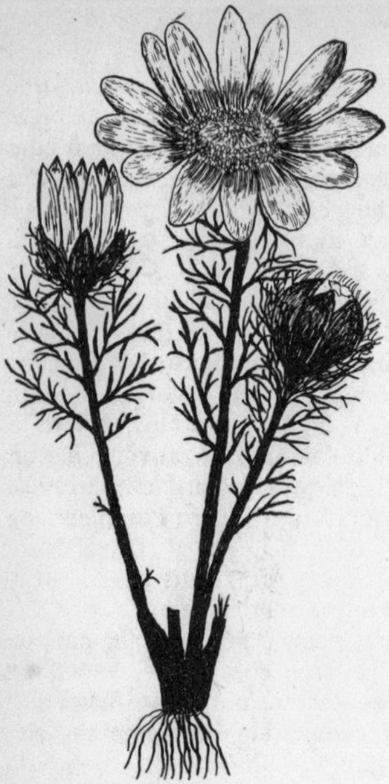

Adonisröschen

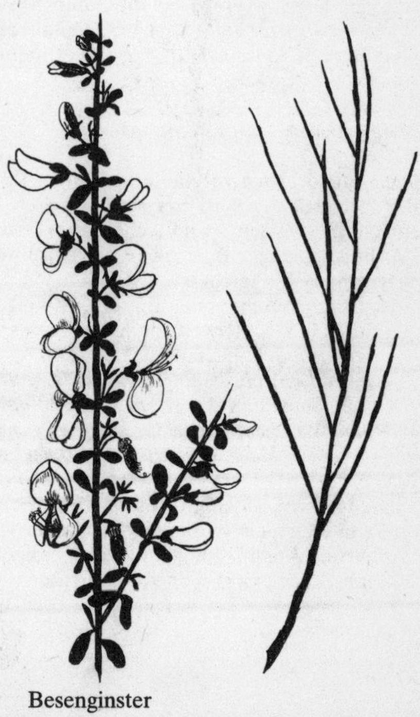

Besenginster

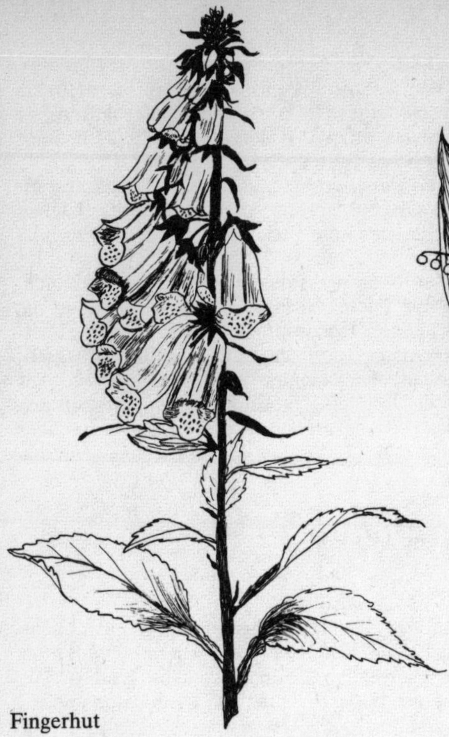

Fingerhut

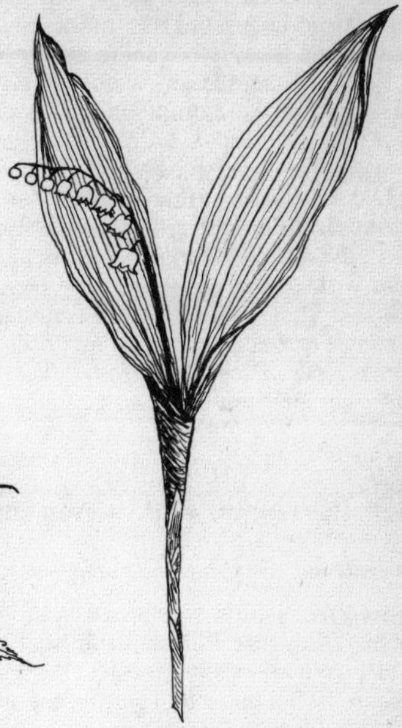

Maiglöckchen

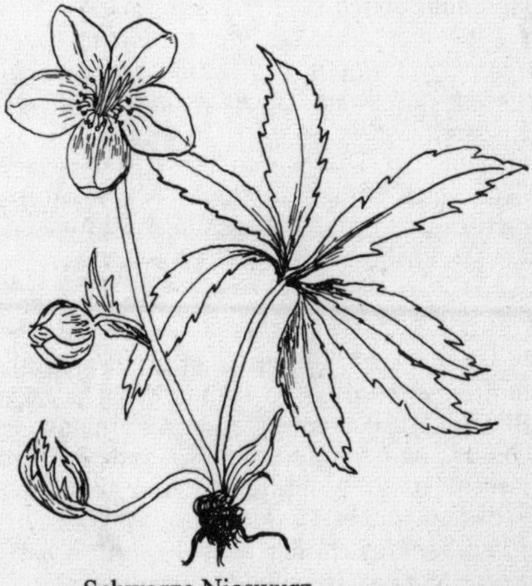

Schwarze Nieswurz

Nieswurz, schwarze *Helleborus niger*
(Christrose)

Die Nieswurz gehört zu den Hahnenfußgewächsen; sie hat einen schwarzbraunen Wurzelstock und grundständige, immergrüne Blätter. Auf einem bis zu 30 cm hohen Stiel sitzen die großen, weißen oder rosa Blüten mit fünf Kelchblättern; sie blüht von Dezember bis März. Sie bevorzugt Waldränder, liebt kalkhaltige Böden; sie ist eine bekannte und beliebte Gartenpflanze.

Eine Pflanze, die um Weihnachten blüht, einer heiligen Zeit, mußte selbst für heilig gelten. Sie konnte nach dem Glauben unserer Vorfahren Geister bannen und natürlich auch heilen; sie wurde gegen die Pest, aber auch zur Erlangung ewiger Jugend verwendet.

Die wichtigsten Inhaltsstoffe der Nieswurz sind herzwirksame Glykoside, darunter das Hauptglykosid Hellebrin. Dieses Glykosid hat strophantinähnliche Wirkung auf das Herz, es wird bei akuter Herzinsuffizienz angewendet; außerdem wirkt es harntreibend. Die Gesamtdroge erzeugt Übelkeit und Durchfall, was auf die in der Nieswurz enthaltenen Saponine zurückzuführen ist. Aus diesem Grunde wird heute nur noch das Reinglykosid Hellebrin therapeutisch verwendet. – Die zu Pulver zerriebene Wurzel erregt heftiges Niesen, sie ist daher wichtiger Bestandteil vieler Schnupftabake.

Heilpflanzen mit stark wirkenden Alkaloiden

Bilsenkraut *Hyoscyamus niger*

Bilsenkraut ist ein ein- bis zweijähriges Nachtschattengewächs von etwa 60 cm Höhe. Die ganze Pflanze ist drüsig behaart und riecht unangenehm. Die Blätter sind geteilt oder stark gesägt, die blaßgelben Blüten sind violett geädert. Die Pflanze ist bei uns selten geworden, man findet sie in der Nähe von Orten und auf Schutthalden.

Bilsenkraut, auch Tollkraut oder Teufelsbeutel genannt, war lange Zeit Heilmittel; O. Brunnfelß berichtet allerdings:

»... seind giftig und schädlich, machen unsinnig und schöllig, gleich einem trunkenen Menschen. Sollte in den Artzeneyen garnicht gebraucht werden. Und wenn sichs zutrüge, daß jemand Schaden davon empfinge, dem soll man zu trinken geben Honigwasser, Eselsmilch oder Geißmilch.«

Die Giftwirkung der Droge beruht auf ihrem Gehalt an Scopolamin und Hyoscyamin, daneben enthält sie noch Atropin. Bilsenkraut wird ähnlich wie Tollkirsche medizinisch genutzt, wegen ihres geringeren Alkaloid-Gehaltes, muß jedoch um das Dreifache höher dosiert werden.

Eisenhut *Aconitum napellus*

Der Eisenhut ist eine mehrjährige Pflanze mit dickem, knolligem Wurzelstock. Der behaarte Stengel wird bis zu 1,50 m hoch, er trägt gestielte, handförmige, 5–7spaltige Blätter. Die blauen Blüten sind sturmhutförmig. Der Eisenhut wächst in Gebirgswäldern, an Bachufern; er wird auch in Gärten kultiviert.

Die Droge enthält das sehr giftige Alkaloid Aconitin, das schon in einer Menge von 2–5 mg – das entspricht 1 g der Droge – den Tod durch Atemlähmung und Herzstillstand herbeiführt. In der Medizin wird es bei Trigeminusneuralgie und bei chronischen Gelenkentzündungen verordnet.

Die Giftigkeit des Eisenhuts war den Alten wohlbekannt. *Dioscorides* schreibt: *»Man sagt, es werden Skorpione faul, träg, unkräftig, wenn man sie mit den Wurzeln des Krauts berühre. Man vermischt es unter die Artzneyen der Augen, den Schmerz davon zu legen.*

Eisenhut tötet die Panter, Säue, Wölf und andere Tiere, in Fleisch gefüllt und denen vorgeworfen.«

Schon in den Jägerkulturen der Steinzeit soll Aconitin als Pfeilgift verwendet worden sein. Später machte es sich einen Namen bei zahllosen Giftmorden.

Herbstzeitlose *Colchicum autumnale*

Die Herbstzeitlose ist eine mehrjährige Zwiebelpflanze aus der Familie der Liliengewächse. Im ersten Jahr erscheinen im Herbst große, violette, trichterförmige Blüten; erst im kommenden Frühjahr kommen die großen, lanzettlichen Blätter und auch die Fruchtkapseln. Diese Pflanze wächst vornehmlich auf feuchten Bergwiesen.

Alle Teile dieser Pflanze führen Giftstoffe. Das Hauptalkaloid Colchicin findet sich zu 0,5–1,0 % vornehmlich in der Samenschale, aber auch die Zwiebeln enthalten größere Alkaloidmengen. Eine Gabe von 0,02 g Colchicin – zu finden in 5 g Samen oder 50 g Tinktur – sind für den Menschen tödlich, der Tod tritt durch Atemlähmung ein. Das Reinalkaloid Colchicin wird heute als bewährtes Gichtmittel besonders bei akuten Gichtanfällen verordnet.

Es handelt sich beim Colchicin um ein ausgesprochenes Zellgift, das die Zellteilung im Stadium der Metaphase unterdrückt. Man kann durch Colchicingaben bestimmte Pflanzenrassen mit erhöhtem Chromosomensatz erzeugen und damit einen Riesenwuchs dieser Pflanzen bewirken.

Die zellteilungshemmende Wirkung des Colchicins ist auch versuchsweise in der Krebsbekämpfung genutzt worden, z. B. bei Canceronen der Haut, bei Rückenmarksleukämie und malignen Lymphomen.

Mutterkorn *Claviceps purpurea*

Heute findet man nur noch selten in den Roggenähren etwa 10 cm lange, hornartig gebogene, violettschwarze Gebilde. Es handelt sich um die Sklerotien eines Pilzes, Mutterkorn genannt. Es enthält als wichtigsten Inhaltsstoff giftige Lysergsäure-Alkaloide. Die Mutterkorn-Alkaloide sind heute unentbehrliche Hilfsmittel in der Geburtshilfe (wehenerregend) und der Neuralgie (entkrampfend bei Migräne und Störungen des vegetativen Nervensystems).

Um 800 v. Chr. wird aus Xanten von einer Massenvergiftung durch Mutterkorn als Getreidebestandteil berichtet: *»... eine große Heimsuchung durch anschwellende Pusteln zehrte die Menschen auf, und zwar unter ekelerregender Fäulnis, so daß ihnen, noch ehe der Tod eintritt, die Glieder abfallen.«* Die Krankheit, auch Ergotismus genannt, trat einmal als Branntseuche (St.-Antonius-Feuer) mit brennenden Schmerzen, Gangrän und Ablösen einzelner Glieder, und zum anderen als Krampfseuche mit schmerzenden Muskelkontraktionen auf. Die Ursache der Krankheit, das mit Mutterkorn verseuchte Getreide, war damals natürlich nicht bekannt.

Um das Jahr 1700 wird zum ersten Mal vom Einsatz des Mutterkorns in der Gynäkologie berichtet. Die Wirkstoffe des Mutterkorns beeinflussen die Uterusblutungen, die infolge von Muskelkontraktionen durch Komprimierung der Gefäße gestillt werden.

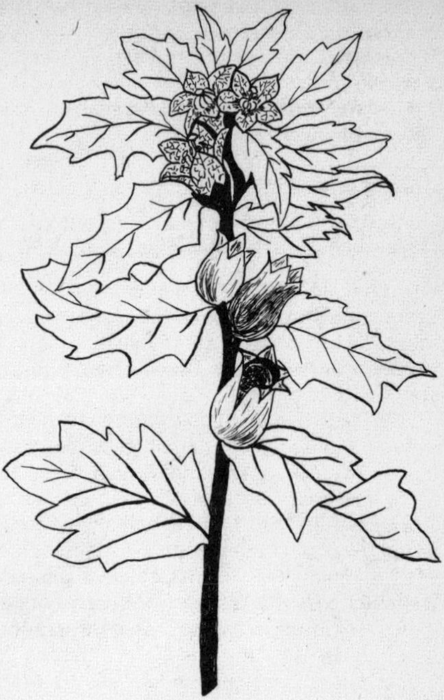

Bilsenkraut

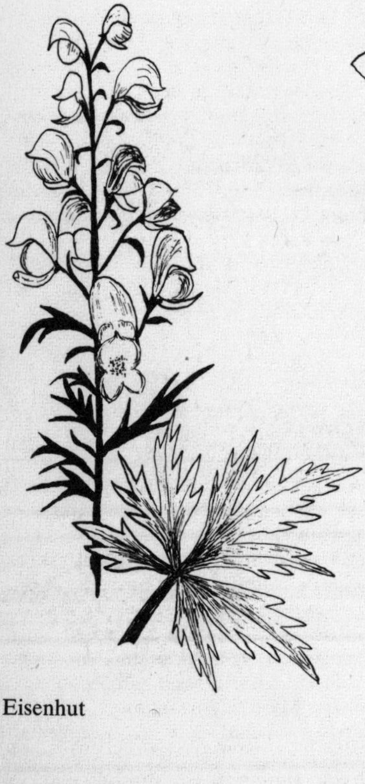

Eisenhut

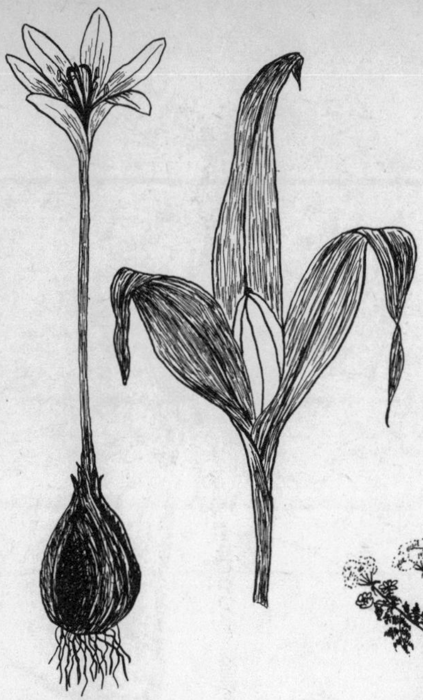

Herbstzeitlose

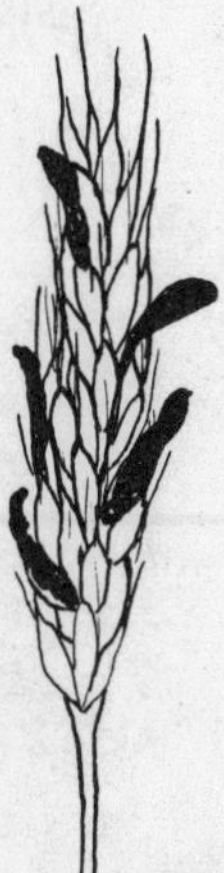

Mutterkorn

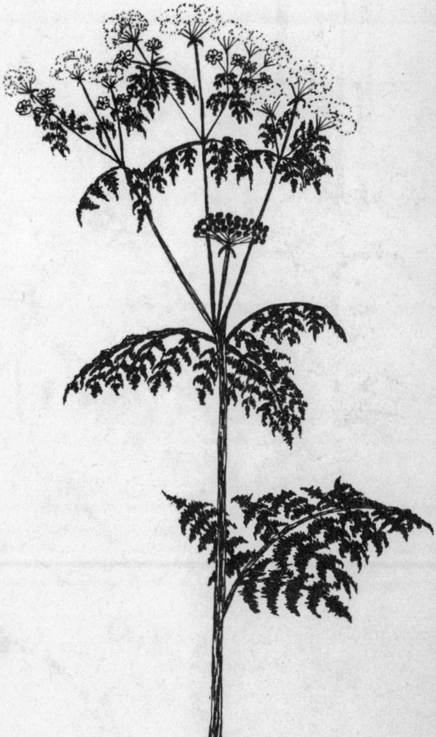

Schierling

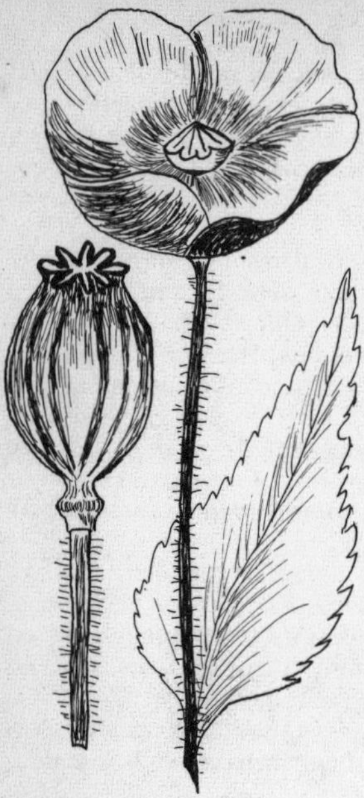

Schlafmohn

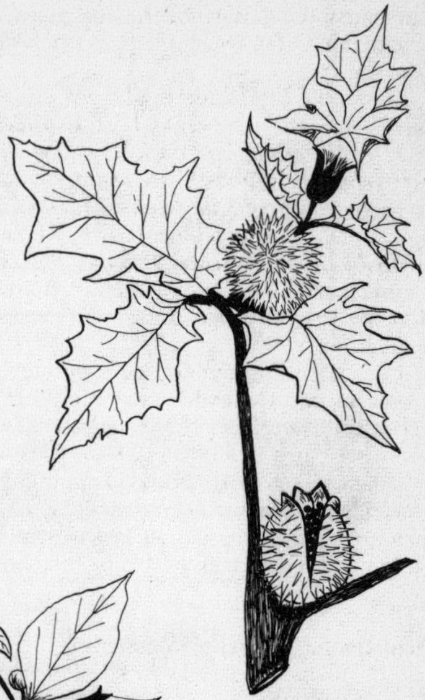

Stechapfel

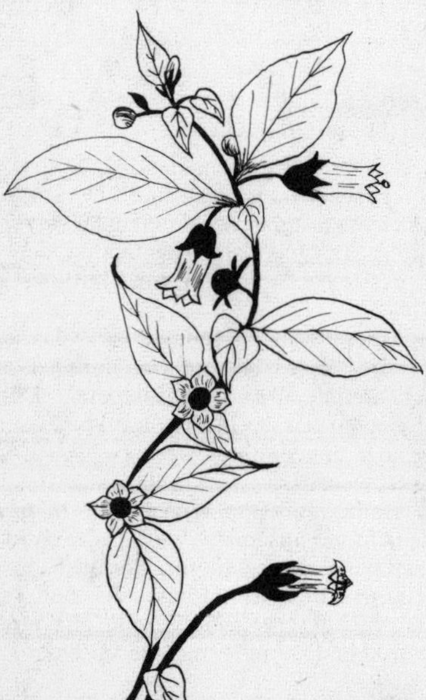

Tollkirsche

Schierling *Conium maculatum*

Der Schierling ist ein mehrjähriges, bis zu 2m hohes Doldengewächs. Die Stengel sind unten rötlich gefleckt, oben blaubereift; sie tragen 2–3fach gefiederte, eiförmige Blätter und kleine weiße Blüten in endständigen Dolden. Die Pflanze hat einen durchdringenden, unangenehmen Geruch. Sie wächst an feuchten, schattigen Orten. Schierlingssamen können leicht mit Anissamen verwechselt werden.

Durch die Jahrhunderte war der Schierling als Giftpflanze bekannt, er wurde auch als Heilpflanze genutzt. *Dioscorides* schreibt über diese Droge:

»Der Schierling wird auch gerechnet zu den tödlichen Giften. Der Saft ist in der Artzeney sehr gebräuchlich, denn er wird bequem mit den Artzeneyen vermischt, die bereitet werden, die Schmerzen zu sänftigen und zu legen. Auch vertreibt er die Rose oder Rotlauf [Röteln]. Das Kraut wird über das Gemächt gelegt und es vertreibt die unkeuschen Träume, das Gemächt aber wird davon unkräftig und schwach. Den Mägden übergelegt, läßt ihnen die Brüst nit wachsen. Den jungen Knaben übergelegt macht, daß ihr Gemächt kein Nahrung empfängt und untüchtig wird.«

Der Schierling enthält viele giftige Alkaloide, darunter vor allem Coniin, Conicein und Conhydrin, die zum Teil curareähnlich lähmend auf die motorischen Endplatten der Nerven wirken; der Tod tritt durch Atemlähmung ein, und zwar bei einer Dosis von 0,5–1,0 g Coniin. Im alten Athen war der Schierling staatliches Hinrichtungsmittel, mit ihm wurde Sokrates getötet.

Der Schierling wird heute medizinisch kaum mehr verwendet, nur noch äußerlich bei Neuralgien oder als Einreibemittel bei entzündlichen und nicht entzündlichen Veränderungen im lymphatischen Bereich.

Schlafmohn *Papaver somniferum*

Der Schlafmohn, aus dem Opium gewonnen wird, ist dem bei uns wachsenden Klatschmohn (Papaver rhoeas) nahe verwandt. Der bei uns auch kultivierte Schlafmohn eignet sich nicht zur Opiumgewinnung, dieser wird in Osteuropa und Südostasien in großem Umfang angebaut. Aus Opium, dem getrockneten Milchsaft der Mohnkapsel, werden wichtige, in der Medizin verwendete Alkaloide gewonnen:

Morphin ist wohl unser wichtigstes Schmerzmittel, das vor allem bei starken Schmerzen verordnet wird. Es wirkt vom Großhirn aus über das verlängerte Mark und zum Rückenmark absteigend lähmend. Durch eine Gabe von 0,02–0,03 g wird die Erregbarkeit des Atem- und Hustenzentrums herabgesetzt, der Kreislauf bleibt dabei unbeeinflußt. Der Gebrauch von Morphium führt schnell zur Abhängigkeit (Sucht).

Codein hat geringe schmerzstillende Wirkung, es lähmt nicht das Atemzentrum, hat aber eine spezifische hustenreizdämmende Wirkung.

Papaverin ist ein kräftiges Spasmolytikum, das zur Behandlung krampfartiger Zustände im Verdauungstrakt verordnet wird. Es setzt den Tonus der glatten Muskulatur herab. Dieser Effekt tritt ohne Vermittlung der Nerven durch direkte Einwirkung auf die Muskeln ein und bringt sie in einen Zustand der Entspannung.

Narcotin wird in Hustenmitteln verwendet und auch bei Uterusblutungen eingesetzt.

Stechapfel *Datura stramonium*

Der Stechapfel ist eine einjährige Pflanze aus der Familie der Nachtschattengewächse, sie wird bis zu 1 m hoch. Der Stengel ist verzweigt und trägt große, eiförmige, grob gesägte Blätter. Die großen, weißen, trichterförmigen Blüten sitzen in den Blattachseln. Die Frucht ist eine stachelige Kapsel. Man findet diese Pflanze bei uns nur noch selten, sie wächst in der Nähe von Ortschaften, auf Schuttplätzen und auf Ödland.

Die Blätter enthalten die giftigen Alkaloide Skopolamin und Hyoscyamin. Stechapfelblätter werden in der Hauptsache als krampflösendes Mittel bei Asthma und Krampfhusten verordnet. Früher wurden diese Blätter zu Asthmazigaretten verarbeitet oder als Asthma-Räucherstäbchen und -pulver verwendet. Dabei wird infolge einer Vaguslähmung der Bronchialkrampf gelöst und der Asthmaanfall gemildert.

Scopolamin-Injektionen wurden früher zur Erzeugung des Dämmerschlafes verwendet oder zur »Gehirnwäsche« mißbraucht.

Tollkirsche *Atropa belladonna*

Die Tollkirsche bildet eine 50 cm bis zu 1,50 m hohe Staude mit weitverzweigtem Wurzelstock. Die ganze Pflanze ist klebrig behaart, der Stengel ist stark verzweigt und trägt elliptische Blätter. Die violetten Glockenblüten stehen in den Blattachseln und bringen violettschwarze Beeren hervor. Die Tollkirsche wächst vornehmlich auf kalkhaltigen Böden, in lichten Wäldern und auf Kahlschlägen.

Wie der Stechapfel gehört diese giftige Droge zu den Nachtschattengewächsen. Neben Scopolamin und Hyoscyamin enthält die Tollkirsche noch das Alkaloid Atropin. Der Artname Belladonna – schöne Frau – wird abgeleitet von der Wirkung des Atropins: es erweitert die Pupillen und gibt den Frauen ein schönes, interessantes Aussehen.

Verwendet werden heute nur noch Belladonna-Extrakte und die Reinalkaloide bei Krämpfen des Darms und der Harnwege, bei Asthma und in der Augenarztpraxis. In der Behandlung von Magen- und Darmkrankheiten spielt diese Droge immer noch eine große Rolle, z. B. bei Ulcus ventriculi (Magengeschwür) wirkt Atropin der Übersäuerung des Magens entgegen.

Während bei therapeutischen Dosen die Wirkung des Atropins auf das periphere Nervensystem beschränkt bleibt, wirkt Atropin in toxischen Dosen auf das Zentralnervensystem; es erfolgt zunächst eine Verlangsamung der Atmung, dann tritt Atemlähmung ein. Die für den Menschen tödliche Dosis liegt bei 0,1 g Atropin.

VI. Nicht-heimische Heilpflanzen, die bei uns häufig angewandt werden

Aloe *Aloe ferox und Aloe vulgaris*

Die Aloe ist in *Afrika* heimisch; sie gehört zu den Liliengewächsen und wird bei uns auch als Zierpflanze angebaut. Ihr Hauptwirkstoff ist das Glykosid Aloin. Aloepräparate gehören zu den stärksten Abführmitteln der Anthracen-Reihe. In der richtigen Dosis verabreicht, ist Aloe ein zuverlässiges Abführmittel, dessen Wirkung nach 8–10 Stunden nach Einnahme eintritt. In größeren Mengen und über einen längeren Zeitraum gegeben, ist Aloe sehr schädlich: Die Ansprechbarkeit des Darmes wird mehr und mehr vermindert, es kann zu Darmentzündungen kommen, sogar Leber- und Nierenerkrankungen müssen befürchtet werden. – Weitere Bemerkungen zu den Anthracen-Drogen und zur Verstopfung siehe unter ›Faulbaum‹.

Alraune *Mandragora officinalis*

Das Nachtschattengewächs Alraune ist im *Mittelmeergebiet* zu Hause; verwendet wird die dicke, fleischige Wurzel, die bis zu ½ m tief in den Boden eindringen kann.

Diese Wurzel, in der man häufig eine menschliche Gestalt zu erblicken glaubt, spielte in der Magie eine bedeutende Rolle, sie ist wohl eine der bekanntesten Zauberdrogen. Besonderer Beliebtheit erfreute sie sich als Aphrodisiakum. Im Mittelalter wurde sie von Scharlatanen verkauft, die das Gerücht verbreiteten, Alraune könne von Unbefugten nur unter Lebensgefahr gesammelt werden; das hat sicherlich die Preise in die Höhe getrieben. Zudem behaupteten sie, Alraunewurzel wachse nur auf Richtplätzen, und zwar genau unter dem Galgen, wo sie aus dem Blut und Sperma der Gehenkten hervorsprieße.

Diese Wurzel enthält verschiedene Alkaloide, wie Hyoscyamin, Skopolamin und Atropin. Sie wurde lange Zeit als Narkotikum bei Operationen verwendet. In der Medizin wird sie heute nicht mehr verwendet, sie kommt noch gelegentlich in einigen Fertigpräparaten vor.

Ananas *Ananas comosa*

Die Ananas, bei uns vorwiegend als wohlschmeckendes Obst bekannt, wächst in den meisten tropischen Gebieten und enthält im Preßsaft der »Mutterstrümpfe« das Enzym Bromelin, das die Eiweißverdauung fördert. Es wird zusammen mit anderen Enzymen zur Stützung der gestörten Verdauung eingesetzt.

Artischocke *Cynara scolymus*

Die Artischocke ist eine distelähnliche Pflanze mit verdicktem Blütenboden und fleischigen Hüllblättern. Diese Pflanze wird im *Mittelmeergebiet* und der *Bretagne* als Gemüse angebaut. Blätter und Stengel enthalten den Bitterstoff Cynaropikrin und den Kaffeesäureester Cynarin.

Schon seit dem 16. Jahrhundert nutzt man die günstige Wirkung der Artischokkenblätter auf den Gallefluß. Heute weiß man, daß der Bitterstoff Cynarin nicht nur die Gallenproduktion anregt, er hemmt auch die Gallensteinbildung und kann sogar gewisse Leberfunktionen günstig beeinflussen. Viele Fertigpräparate, die zur Behandlung der erkrankten Galle eingesetzt werden, enthalten Artischocken-Auszüge kombiniert mit anderen Pflanzenextrakten. Das Cynarin besitzt auch bemerkenswerte lipoidsenkende (blutfettsenkende) Eigenschaften.

Boldo *Peumus boldus*

Der in *Chile* beheimatete Böldo-Baum liefert die bekannten Boldo-Blätter. Sie enthalten 20 Alkaloide und ein ätherisches Öl. Dies ist bemerkenswert, denn ätherische Öle und Alkaloide kommen sonst nebeneinander in Heilpflanzen nicht vor. Unter den Alkaloiden ist das Boldin am wichtigsten; das ätherische Öl enthält Ascaridol, Cineol und Cymol.

Diese Inhaltsstoffe ergänzen einander in der Heilwirkung, die vor allem bei allgemeiner Verdauungsschwäche, bei Galle- und Leberfunktionsstörungen genutzt wird. Zudem ist Boldo harntreibend und ein schwaches Sedativum. In größeren Dosen wirkt Boldo brechreizerregend.

Brechwurzel *Cephaelis ipecacuanha*

Der Brechwurzelstrauch wächst wild im tropischen *Brasilien.* Als Droge wird die Speicherwurzel dieses bis zu 40 cm hohen Strauches verwendet. In den Wurzeln finden sich vor allem die Alkaloide Emetin und Cephaelin. Diese Alkaloide wirken in kleineren Dosen auf reflektorischem Wege auf die Schleimhäute der oberen Luftwege und erleichtern das Abhusten. In größeren Dosen wirkt diese Droge als Brechmittel. Da die Ausscheidung der Ipecacuanha-Alkaloide aus dem menschlichen Körper nur langsam vor sich geht, ist bei länger anhaltender Behandlung die Möglichkeit einer Kumulation gegeben.

Campherbaum *Cinnamonum camphora*

Der stattliche Campherbaum ist in *China* zu Hause, er wächst auch in Japan und auf Formosa. Aus dem Holz des Stammes wird der Rohcampher gewonnen, der raffiniert wird. Campher ist ein Keton der Camphen-Reihe, er wird in weißen, durchscheinenden Tafeln gehandelt, die einen durchdringenden Geruch ausströmen.

Campher hat antiseptische Wirkung, die in Zusätzen zu Mund- und Hautwässern genutzt wird. Wegen seiner stark hautreizenden Wirkung wird er in Form von Ölen oder Salben als Einreibemittel bei rheumatischen Schmerzen und bei Neuralgien verwendet.

Chinabaum *Chinchona succirubra*

Der immergrüne Chinabaum aus dem tropischen *Südamerika* wird bis zu 30 m hoch; von ihm stammt die bekannte Chinarinde mit den Alkaloiden Chinin und Chinidin. Bis zum Jahre 1936 war die Chinarinde das einzige gegen Malaria wirksame Mittel, danach wurde sie durch synthetische Mittel (Atebrin) abgelöst.

Aber auch heute noch wird diese Droge, besser noch ihre Reinalkaloide vielfach eingesetzt – auch wieder gegen Malaria, da die Malariaerreger zunehmend resistent gegen synthetische Mittel werden.

Chinin wirkt fiebersenkend und schmerzlindernd, es wird daher bei Grippe eingesetzt. Da es die Wehen verstärkt, wird es in der Geburtshilfe eingesetzt. Zudem ist Chinin als Bittermittel appetitanregend und verdauungsfördernd, es wird appetitanregenden Getränken (Schweppes) zugesetzt.

Chinidin hat ähnlichc Wirkungen wie Chinin, es kommt aber noch eine stärkere Herzwirkung hinzu, die bei Herzarrhythmen genutzt wird.

Eukalyptus *Eucalyptus globulus*

Der majestätische Eukalyptusbaum ist in *Australien* heimisch. Der würzige Geruch der Blätter erinnert an Campher. In diesen Blättern findet man bis zu 3 % ätherisches Öl mit dem wertbestimmenden Cineol, auch Eucalyptol genannt. Medizinisch verwendet wird nicht der Auszug aus der Gesamtdroge, die einige schädliche Stoffe enthält, sondern das reine Eucalyptol. Man gebraucht es zu Inhalationen bei Asthma und entzündlichen Zuständen der Bronchialschleimhäute. Bekannt ist auch seine Verwendung als Einreibemittel bei Schnupfen und Erkältungen.

Ginseng *Panax ginseng*

Die unscheinbare Ginseng-Staude ist in den Gebirgswäldern *Ostasiens* zu Hause, sie sprießt aus einer bis zu 20 cm langen und 2 cm dicken, möhrenartigen Wurzel, die die eigentliche Droge darstellt.

In der chinesischen Volksmedizin spielt Panax ginseng, was soviel heißt wie »Allheilmittel Menschenpflanze«, eine hervorragende Rolle. Bei uns wird Ginseng als eine Art Wunderdroge gehandelt, die Glück, Kraft und langes Leben bringen soll.

Wissenschaftler haben sich intensiv um diese Pflanze bemüht, um herauszufinden, ob die dem Ginseng nachgesagten Kräfte existieren oder nur einem Wunschdenken entspringen. Man fand an Wirkstoffen Saponine, Glykoside, ätherisches Öl, Panaxsäure und Vitamine. Diese Substanzen können die dem Ginseng angedichteten Wirkungen nicht erklären. Die dennoch beobachteten Heilkräfte sind wohl auf die Saponine zurückzuführen; sie haben eine Stoffwechselwirkung in dem Sinne, daß die Abwehrkräfte gegenüber Infektionskrankheiten aktiviert werden. Zudem wirken Ginseng-Extrakte allgemein tonisierend, blutdrucksenkend; auch den Cholesterinspiegel können sie senken.

Diese Eigenschaften machen Ginseng besonders geeignet für den Einsatz als Roborans in der Geriatrie; besonders ältere Menschen berichten, daß sie sich nach einer kurmäßigen Anwendung von Ginseng kräftiger, entspannter und ruhiger fühlen.

Zum Einsatz der Ginsengwurzel als Aphrodisiakum ist zu sagen, daß bis heute kein Mittel gefunden wurde, Liebeslust und Liebesfähigkeit zu steigern, und das kann sicherlich Ginseng auch nicht leisten.

Hamamelis *Hamamelis virginiana*

Dieser in *Nordamerika* beheimatete Strauch kam 1736 zu uns, er wird heute in Parks und Gärten als Zierstrauch angebaut. Blatt und Rinde dieser Pflanze enthalten neben Gerbstoffen (Hamelitannin) Cholin, Saponine und ätherisches Öl.

Hamamelispräparate werden ausschließlich äußerlich angewandt. Aus dem Extrakt der Blätter und der Rinde werden Salben und Tinkturen hergestellt, die mit sehr gutem Erfolg gegen Hämorrhoiden und bei schlecht heilenden Wunden eingesetzt werden. Als Pinselung oder Gurgelwasser dient die Tinktur auch der Behandlung von Entzündungen im Mund- und Rachenraum. Außerdem spielt sie in der Kosmetik als Hautpflegemittel eine große Rolle.

Myrrhe *Commiphore molmol und andere Commiphore-Arten*

Myrrhe ist ein bis zu 10 m hoher Baum, der in *Somali, Äthiopien* und *Arabien* beheimatet ist. Verwendet wird der eingetrocknete Milchsaft der Baumrinde; dieser Saft enthält bis zu 10% ätherisches Öl mit Pinen, Limonen und Eugenol, dazu bis zu 40% Harze und viel Rohschleim.

Wegen der adstringierenden und desinfizierenden Wirkung des ätherischen Öls wird Myrrhe – meist in Form von Tinkturen – zu Pinselungen bei Entzündungen im Mundraum mit gutem Erfolg auch dann eingesetzt, wenn andere Mittel versagen.

Rauwolfia *Rauwolfia serpentina*

Der Rauwolfia-Strauch ist in *Indien* heimisch; im 16. Jahrhundert entdeckte der deutsche Arzt Leonhart Rauwolf die Heilwirkungen dieser Droge.

Die Wurzel der Rauwolfia enthält etwa 20 Alkaloide. Vor allem die Alkaloide der Reserpin-Gruppe wirken blutdrucksenkend und beruhigend. Sie wird heute bei nervöser Erregbarkeit des Herzens, bei Bluthochdruck, Herzrhythmusstörungen und als zentral beruhigendes Mittel weltweit verwendet. So zahlreich wie die Rauwolfia-Arten ist auch das Angebot an Rauwolfia-Präparaten, bestehend aus Reinalkaloiden, Gesamtauszügen oder Mischungen mit anderen Drogen (Baldrian, Mistel, Weißdorn u. a.).

Glossar

Erklärung der im Text verwendeten medizinischen und pharmakologischen Fachausdrücke, auf die nicht verzichtet werden konnte.

Abszeß – Eitergeschwür
adstringierend – zusammenziehend
amara – bitter
anaesthetisierend – betäubend
Angina pectoris – anfallartige Schmerzen hinter dem Brustbein
antibakteriell – gegen Bakterien wirkend
antibiotisch – wachstumshemmend oder abtötend auf Mikroorganismen wirkend
antihämorrhagisch – Blutungen stillend
antiödematös – Wasseransammlungen im Gewebe beseitigend
antiseptisch – Wundinfektionen bekämpfend
Aphrodisiakum – Geschlechtstrieb anregendes Mittel
bakteriostatisch – bakterienhemmend
Darmflora – Bakterien des Darmes
diuretisch – harntreibend
Ekzem – juckende Entzündungen der Haut
Emphysem – Blählunge
euphorisierend – heitere Gemütsverfassung erzeugend
expektorierend – Schleimauswurf fördernd
fungizid – Schadpilze bekämpfend
Geriatrie – Altersheilkunde
Herzinsuffizienz – Herzmuskelschwäche
Hypertonie – Bluthochdruck
Kallus – Keimgewebe des Knochens
karminativ – blähungstreibend
Katarrh – Schleimhautentzündung
Kolik – krampfartiger Schmerz im Leib und seinen Organen
Koronargefäße – Herzkranzgefäße
Neuralgie – Nervenschmerzen, anfallweise auftretend
Ödeme – Wasseransammlungen im Gewebe
Peristaltik – Eigenbewegung der Verdauungsorgane
Prophylaxe – vorbeugende, krankheitsverhindernde Maßnahmen
Resorption – Übergang der Nahrung und Arzneimittel vom Verdauungstrakt in die Blut- oder Lymphbahn
Roborans – Kräftigungsmittel
sedierend – beruhigend
sedativ – beruhigend
spasmolytisch – krampflösend
Tinktur – alkoholisch-wäßriger Auszug aus Pflanzen
Tranquilizer – Beruhigungsmittel
Trigeminusneuralgie – heftiger Schmerz bestimmter Gesichtsnerven
Tonikum – Kräftigungsmittel
tonisierend – kräftigend, stärkend
toxisch – giftig
Uterus – Gebärmutter

Register